KB057488

변비의 80%는
출구 변비 탓입니다

사사키 미노리 지음 박유미 옮김

변비의 80%는 출구 변비 탓입니다

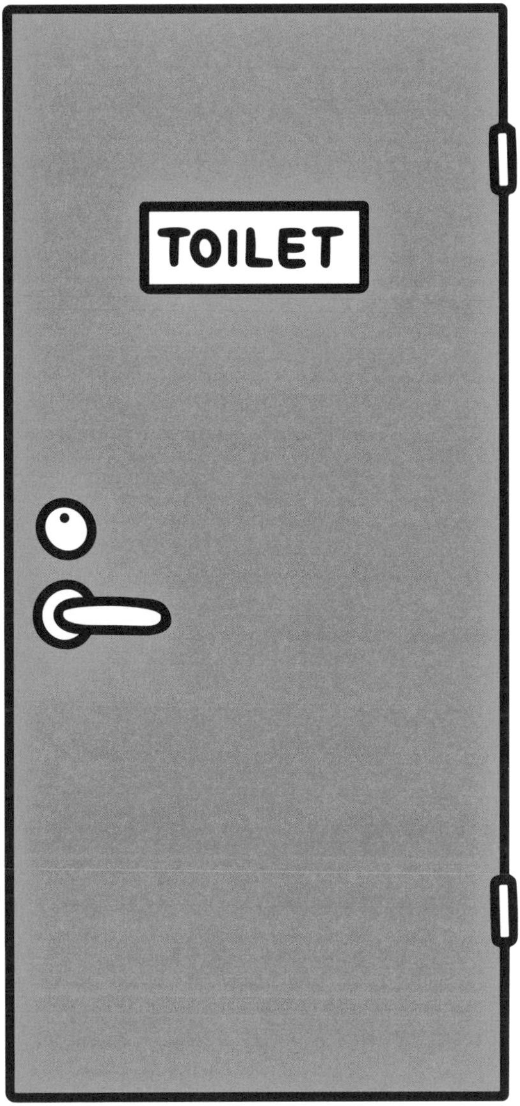

TOILET

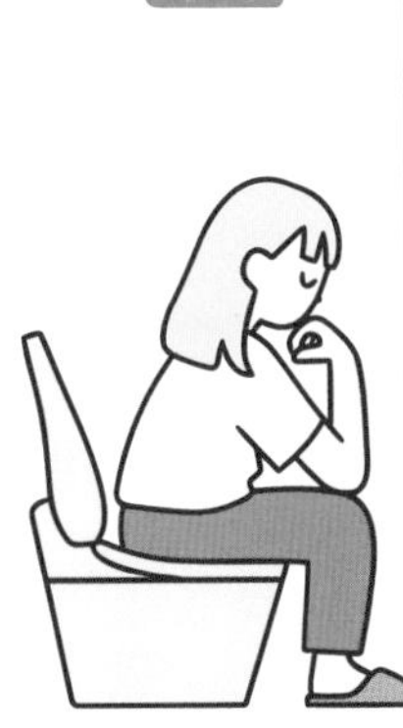

시그마북스
Sigma Books

변비의 80%는
출구 변비 탓입니다

발행일 2024년 7월 5일 초판 1쇄 발행
지은이 사사키 미노리
옮긴이 박유미
발행인 강학경
발행처 시그마북스
마케팅 정제용
에디터 최연정, 최윤정, 양수진
디자인 김은경, 김문배, 강경희, 정민애

등록번호 제10-965호
주소 서울특별시 영등포구 양평로 22길 21 선유도코오롱디지털타워 A402호
전자우편 sigmabooks@spress.co.kr
홈페이지 http://www.sigmabooks.co.kr
전화 (02) 2062-5288~9
팩시밀리 (02) 323-4197
ISBN 979-11-6862-258-6 (03510)

BEMPI NO 8WARIHA OSHIRIDE JIKENGAOKITEIRU !
by Minori Sasaki

* 시그마북스는 (주) 시그마프레스의 단행본 브랜드입니다.

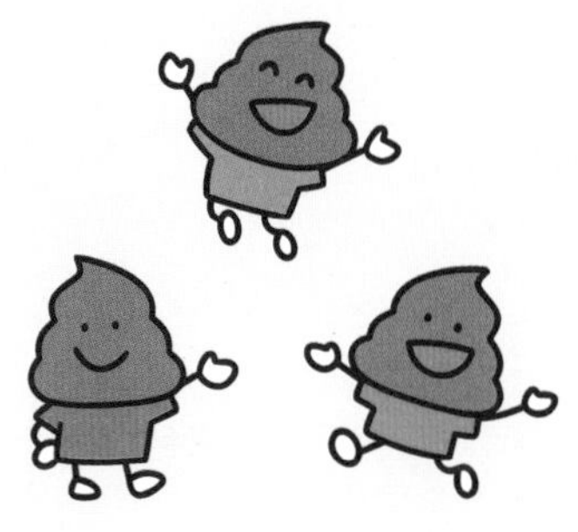

변비에는 두 가지 유형이 있다

변비의 종류에는 여러 가지 분류 방법이 있는데,
크게 '배(대장)의 변비'와 '출구(직장, 항문) 변비' 두 가지 유형이 있으며,
각각 다음과 같은 특징이 있습니다.

배(대장)의 변비

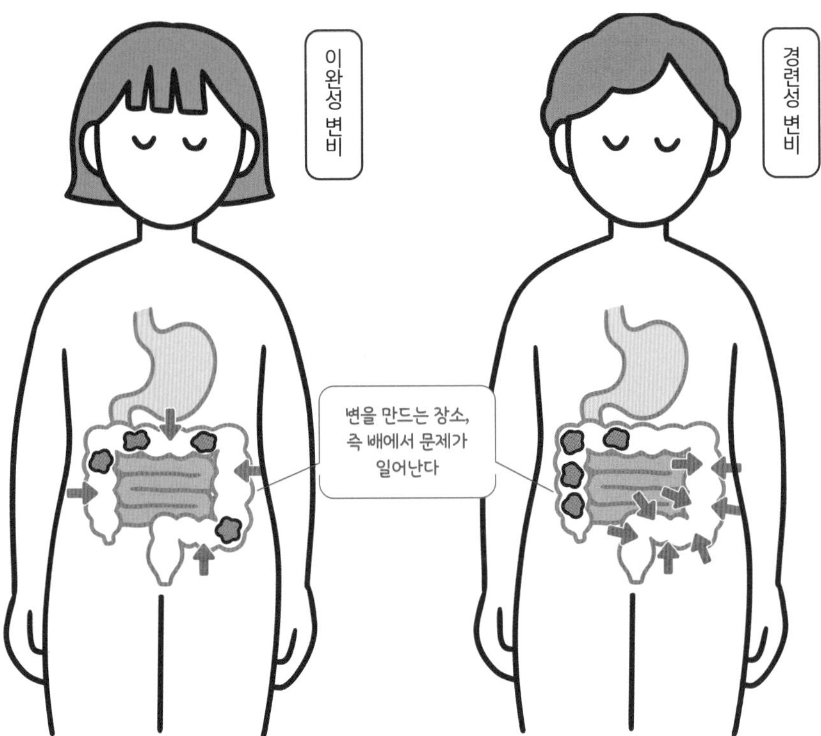

이완성 변비
경련성 변비
변을 만드는 장소,
즉 배에서 문제가
일어난다

장의 운동성이 저하되어 근육이 이완되고, 연동 운동이 약해짐에 따라 발생한 변비입니다. 변이 대장 안에 오래 머무르면서 수분이 심하게 빠져나가 딱딱하고 굵은 변이 되는 것이 특징입니다. 운동 부족이나 식이 섬유 부족, 복근력 저하 등이 원인이며, 특히 고령자나 여성에게 많이 나타납니다.

스트레스 등의 원인으로 자율신경이 흐트러짐에 따라 장의 연동 운동이 너무 활발해져서 경련을 일으키고, 그 결과 변을 잘 내보내지 못해 체류시간이 길어져서 발생한 변비입니다. 반대로 장이 수분을 충분히 흡수하지 못한 채 변이 이동해서 설사가 계속되거나, 변비와 설사를 반복하는 경우도 있습니다.

이 책에서는 주로 출구 변비에 대해
해설하고 해결할 거예요!

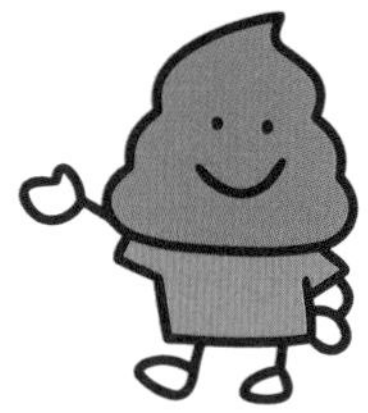

출구(직장, 항문) 변비

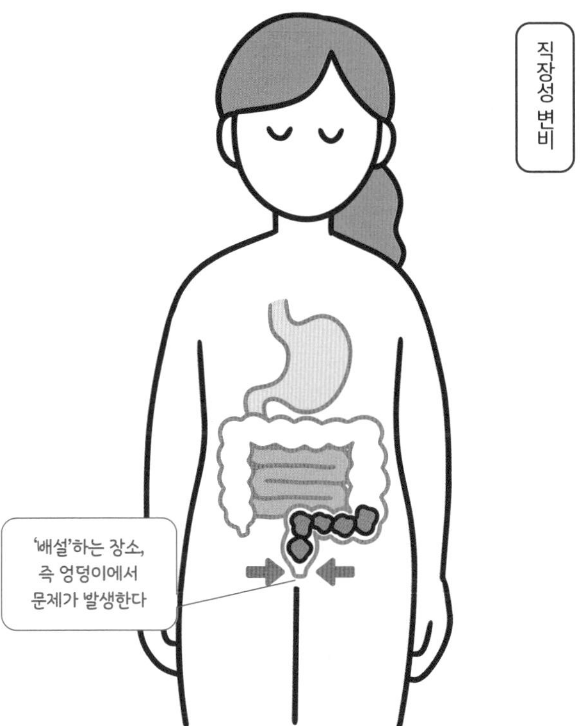

직장성 변비
'배설'하는 장소,
즉 엉덩이에서
문제가 발생한다

변이 직장에 도달하면 일어나는 배변 반사가 약하기 때문에, 변을 다 내보내지 못하고 변이 직장이나 항문 내의 엉덩이에 머물러 있는 것이 '출구 변비'입니다. 일상생활에서 변의를 참는 것이 반복됨에 따라, 직장이나 항문에 변이 있는 상태에 익숙해져서 불편함이나 변의를 잘 느끼지 못하는 것이 원인입니다. 배변의 리듬이 깨진 사람에게 일어나기 쉬워 '습관성 변비'라고도 합니다.

그건 출구 변비예요!

일반적인 '배의 변비'와 달리, '출구 변비'는 배변이 막혀 있기도 하지만
매일 배변을 하더라도 변비인 경우가 있습니다. 여러분의 배변 상태는 어떠한가요?

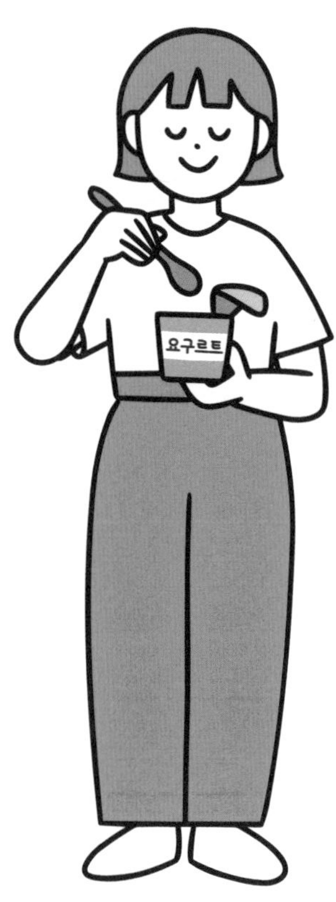

장활을 하고 있는데 변비가 생기는 이유

식이 섬유나 발효식품 등 변비에 효과가 있는 식사를 하면서 장내 환경을 개선하는 장활(腸活)을 하고 있는데도 변비가 낫지 않는 것은 '배'가 아니라 '출구' 때문입니다. (→ P.26)

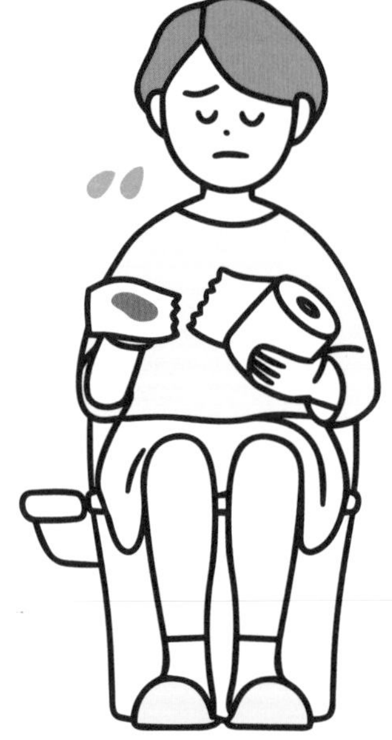

배설 후에 엉덩이를 닦으면 휴지에 변이 묻는다

매일 배변을 하더라도 온수 세정 변기를 사용하지 않고 엉덩이를 닦으면 휴지에 변이 묻어나오는데, 이것은 항문에 변이 끼어 있다는 증거입니다. 이것이 출구 변비입니다. (→ P.26)

온수 세정 변기가 없으면 괴롭다

온수 세정 변기의 물로 항문을 자극하면서 변을 씻어 내거나, 온수 세정 변기가 없는 곳에서는 배변을 못 하는 사람은 주의하세요. 출구에 변이 쌓여 있을 가능성이 있습니다. (→ P.52)

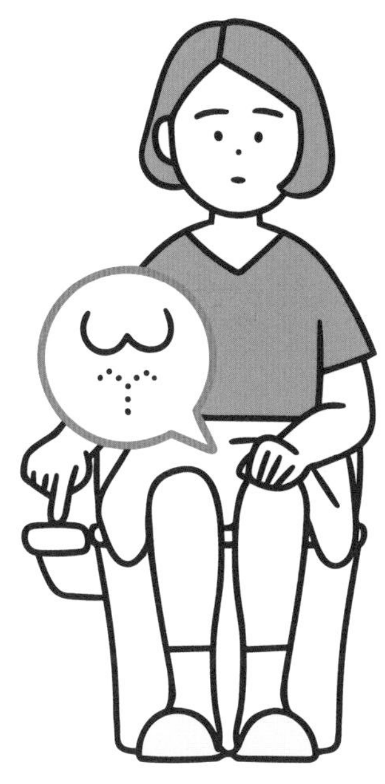

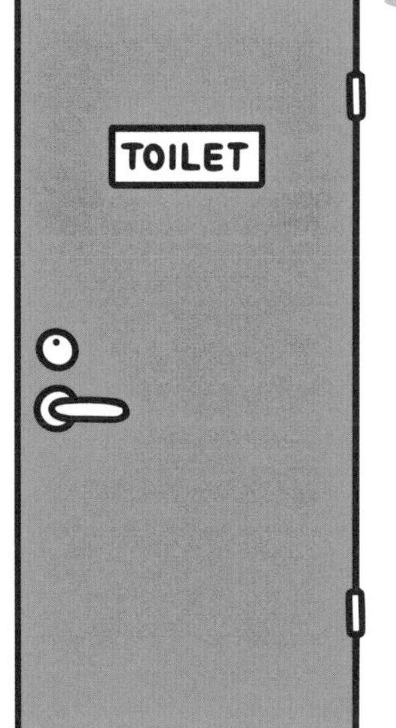

하루에도 몇 번씩 배설한다

매일 변을 보는 정도가 아니라 하루에도 몇 번씩 배변한다면 변비와는 무관한 상태일까요? 그것은 한 번에 다 내보내지 못하고 남아 있던 변이 여러 번에 걸쳐 나오는 '출구 변비'일 수도 있습니다. (→ P.50)

이런 경우에도 출구 변비예요!

냄새나는 방귀가 자주 나온다

'방귀 냄새가 난다'는 것은 장내에 쌓인 가스가 출구 부근의 대변 냄새를 끌고 나오기 때문입니다. 변이 완전히 다 나와서 개운해지면 방귀 횟수도 줄어들고 냄새도 적어집니다. (→ P.44)

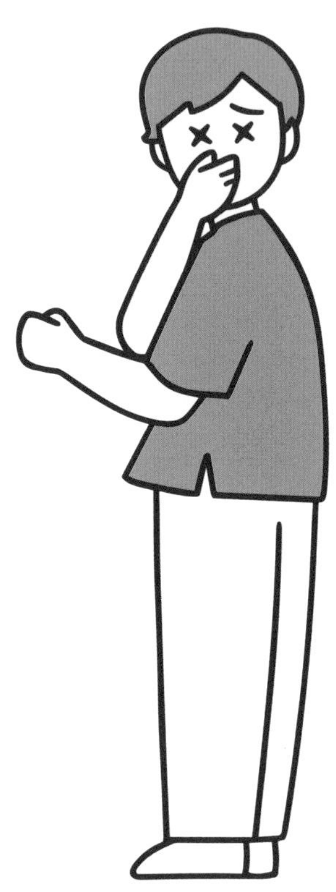

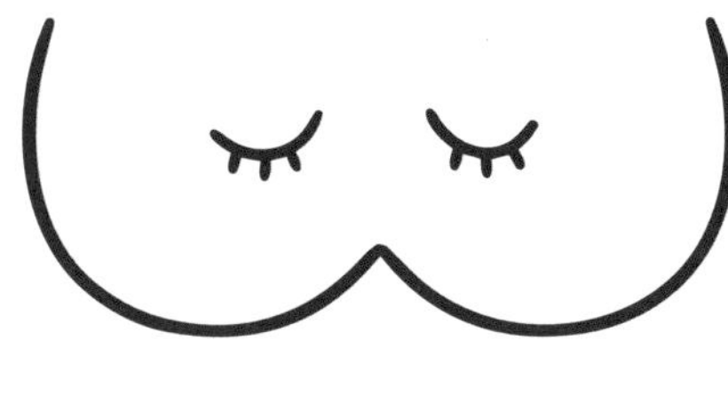

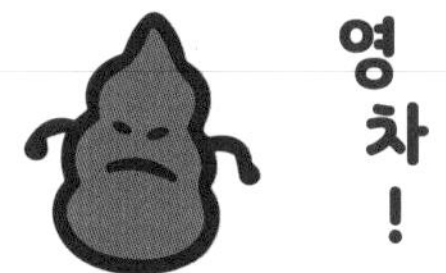

처음에 나오는 변이 딱딱하다

처음에 나오는 초기의 변만 딱딱한 이유는, 완전히 내보내지 못하고 직장에 남아 있던 대변에서 수분이 빠져나갔기 때문입니다. 즉, 딱딱한 부분은 어제 '남아 있던 변'이며, 이후에 나오는 부드러운 변이 오늘의 새로운 변입니다. (→ P.29)

속옷에 변이 묻는다

직장이나 항문은 대장에서 만들어진 변을 밖으로 내보내기 위한 '통로'입니다. 본래 변은 이 통로를 통해 통과할 뿐이므로 제대로 배변할 수 있으면 속옷에 변이 묻는 일은 없습니다. (→ P.46)

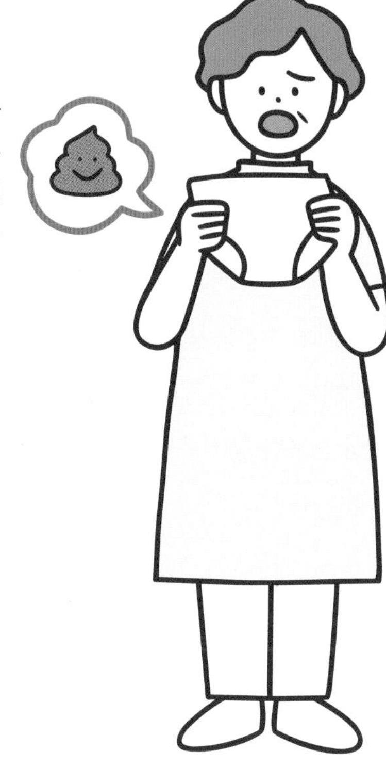

푹!

(방귀가 시원하지 않게 나오는 소리)

사실은 치질로 고민하고 있다

매일 배변하고 목욕이나 온수 세정 변기로 엉덩이도 깨끗하게 씻고 있는데, 억울하게도 치질이 생기는 경우도 있습니다. 이런 경우는 의외로 흔합니다. 왜냐하면 '출구 변비'이기 때문입니다. (→ P.60)

시작하면서

변비에 걸린 사람들의 80%가 출구 변비입니다

'변비'란 '변을 숨긴다'는 뜻입니다.

어디에도 '변이 나오지 않는다'라고 쓰여 있지 않습니다.

그래서 **매일 배변을 해도 시원하게 나오지 않고 출구(엉덩이)에 남아 있으면 '변비'인 것입니다.**

항문과 의사로 26년을 지내면서 10만 명이 넘는 환자를 진료해 왔습니다.

제 외래를 찾아오는 환자는 주로 치핵이나 항문열상, 엉덩이 가려움증 등 항문에 문제가 있거나, 변비로 고생하는 사람들입니다.

치질이라고 하면 '며칠씩이나 변이 나오지 않을 정도로 심한 변비인 사람이 걸리는 병'이라고 생각하는 사람이 많을 것입니다. **하지만 치질 환자의 90%가 사실 매일 배변을 하는 사람입니다. 하지만 진료해 보면 출구(엉덩이)에 변이 분명히 남아 있습니다.**

최근에는 특히 '변비로 고생하고 있는' 환자들이 많이 찾아옵니다.

환자들 대부분은 장활을 열심히 하고 전국 곳곳의 외래 병원에서 변비를 치료했지만 개선되지 않아 결국 우리 병원을 찾아온 것입니다.

그런 분들의 주장에는 대체로 공통된 부분이 있습니다.

"여러 의료 기관에서 변비 외래 진료를 받았는데, 어느 곳에서 처방받든 약은 비슷비슷한 설사약, 정장제, 한약이었습니다. 약을 먹으면 변은 나오지만 잔변감이 있어서 불쾌하죠. 배가 빵빵하게 부르다는 느낌은 마찬가지였어요. 처음에 나오는 변이 딱딱하기 때문에 가끔 항문이 찢어져서 아픕니다. 결국 변비가 낫지 않죠."라고 했습니다.

이처럼 **변비로 고생하는 사람을 진료해 보면 치질 환자와 마찬가지로 출구에 변이 있습니다. 지금까지 진료한 변비 환자의 80% 이상은 출구 변비였습니다.**

즉 적어도 '변비의 80%는 출구(엉덩이)에서 문제가 발생한다'고 할 수 있습니다.

그런데 우리가 알고 있는 변비에 관한 정보 대부분은 장에 관한 것뿐입니다!

'변비에는 ○○가 효과가 있다'라고 할 때 ○○라는 것은 식이 섬유, 유산균, 채소, 과일, 배 마사지, 운동으로, 대장에 작용하는 것입니다.

대장은 변을 만드는 곳이므로 이제부터 만들어질 변에는 이런 것들이 효과가 있겠지만, 이미 만들어져서 출구(직장, 항문)에 내려가 있는 변과, 남아 있다가 수분이 빠져나가 딱딱해진 변에는 효과가 없습니다.

문제는 출구에서 일어나는데, 배(장)에 효과가 있는 것들을 마시거나 먹는다고 해서 근본적인 해결이 될 리가 없습니다.

저도 출구 변비, 즉 변이 막힌 적이 있는 경험자입니다

숨길 것도 없지요. 사실 저도 출구 변비였습니다. 수련의 2년 차 때의 잊을 수 없는 일입니다.

진료를 하던 중 갑자기 숨을 쉴 수 없을 정도로 복통이 일어나 들것에 실려 병원 내 응급실로 이송되었습니다. 분변으로 인한 장폐색 때문이었죠.

그때 "선생님, 변비죠?"라고 내과 의사가 내게 물었던 말이 아직도 잊히지 않습니다. **왜냐하면 저는 식사 후에 매번 배변을 하므로 하루에 3회 배변을 합니다. 그래서 배변을 잘하고 쾌변한다고 믿고 있었기 때문이죠.**

엑스레이 사진을 보면서 "직장에서 S상 결장에 걸쳐 변이 쌓여 있네요."라는 말을 듣고 충격을 받았습니다.

"제가 변비라고요?"라며 이해할 수 없다는 반응을 보였습니다. 하지만 **엑스레이 사진을 보니 출구 변비의 증거라는 듯이 대량의 변이 찍혀 있었습니다!**

변을 잔뜩 쌓아두고서 출구 쪽 변을 조금씩 내보내는 전형적인 출구 변비였습니다.

남아 있던 변이 오래되어 굳어지면서 대변 막힘(분변매복)을 일으키고 있었던 거죠.

어처구니없게 그것도 모르고 '나는 쾌변 체질'이라고 믿었던 겁니다.

다행히 저는 20대에 출구 변비를 알아차릴 수 있었기 때문에 이후 엉덩이 문제는 전혀 없습니다.

이때 대변이 막힌 것을 몰랐다면 지금쯤 훌륭한 치질 환자가 되었을 겁니다.

엉덩이 문제에는 반드시 출구 변비가 있습니다

치질이나 항문 문제의 배경에는 반드시 출구 변비가 있습니다.

치질이나 항문의 문제는 잘못된 배설의 결과입니다.

이 잘못된 배설 문제를 해결하지 않고 계속 약을 먹는다면, 주사 요법이나 수술을 받아도 다시 치질이나 항문 질환이 생깁니다.

몇 번이고 반복될 것입니다.

근본적인 치료는 배변을 바로잡는 수밖에 없습니다.

근본적인 치료를 하지 않는 사람, 애초에 출구 변비를 자각하지 못하는 사람, 그리고 변비로 계속 고생하는 사람이 너무 많아서 이 책을 쓰게 되었습니다.

현재 엉덩이 문제로 고민하는 모든 분이 출구 변비에 대해 제대로 알게 되기를 바랍니다.

항문과 의사 사사키 미노리

차례

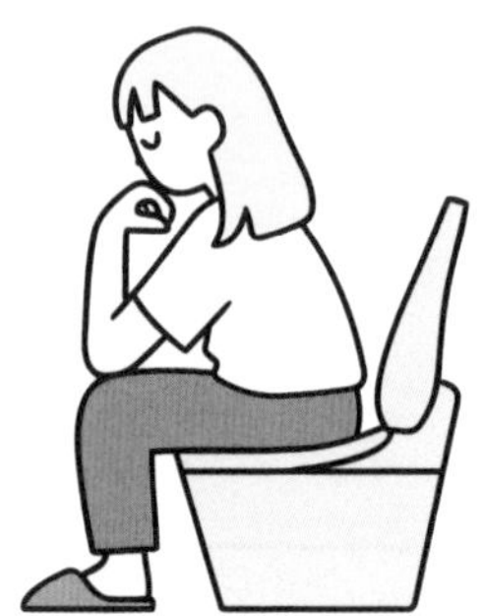

당신의 변은 엉덩이에 감춰져 있다!

2 엉덩이 문제를 예방하는 것도 치료하는 것도 바로 당신

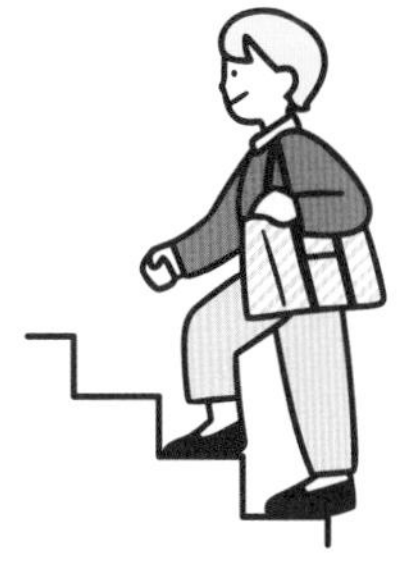

제 1 장

당신의 변은 엉덩이에 감춰져 있다!

변비, 즉 '변을 감춘다'는 말은 변을 안쪽에 숨겨두었다는 뜻입니다.
매일 배변을 해도 엉덩이(출구)에 변이 남아 있다면 '변비'입니다.

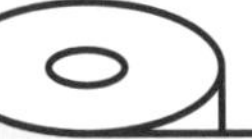

변비는 '배의 변비'와 '출구 변비'로 나뉜다

변비는 어디서 일어날까

변비는 크게 '배(대장)의 변비'와 엉덩이에서 일어나는 '출구(직장, 항문) 변비'로 분류됩니다. '대장'은 변을 만들어서 운반하고, '직장과 항문'은 운반되어 온 변을 몸밖으로 내보내는 역할을 합니다. 이렇게 분류하는 이유는 하나의 같은 소화관 내에서도 각자의 역할이 완전히 다르고, 변비의 원인과 대처법도 다르기 때문입니다.

변비를 제대로 치료하기 위해서는 먼저 자신의 변비가 어디에서 일어나고 있는지를 확인하는 것이 중요합니다. 6~11쪽에서 언급한 것과 같은 증상이 있다면 '출구 변비'일 가능성이 있습니다.

'변비=장의 문제'라는 생각은 위험

현재 변비는 '장의 문제'라는 것이 보편적인 인식입니다. 혹시 독자 여러분은 변비에 걸리면 장에 좋다는 식사나 운동으로 '장활'을 하거나, 설사약을 사용해서 대처하고 있지는 않으신가요?

그런데 '출구'에 문제가 있는 변비라면, 열심히 장활을 해도 효과를 기대할 수 없습니다. 또 장활이 효과가 없다고 해서 설사약을 남용한다면, 장내 환경이 나빠지고 출구 변비가 진행되면서 변의가 점점 없어져 치질 등의 질병을 일으키기도 합니다. '변비=장의 문제'라는 생각이 현대인의 '배'와 '엉덩이'를 병들게 하고 있습니다.

【배의 변비】

변을 만드는 장소인 '배(대장)'에서 일어나는 변비를 말합니다.

이완성 변비

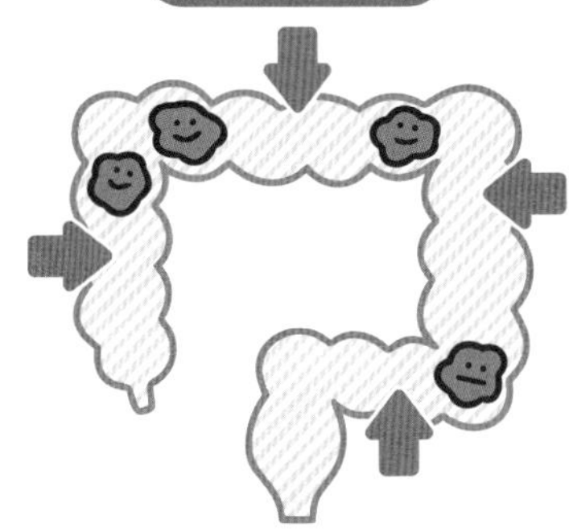

- 변이 장내를 천천히 이동하면서 변의 수분이 빠져나가 크고 동글동글한 변이 된다.
- 장내에 변과 가스가 차서, 배가 볼록해지고 하복부 통증이 느껴지기도 한다.
- 변비가 지속되어 장내 유해균이 증가하면 변이 부패해서 가스가 발생하고 방귀에서 냄새가 난다.

경련성 변비

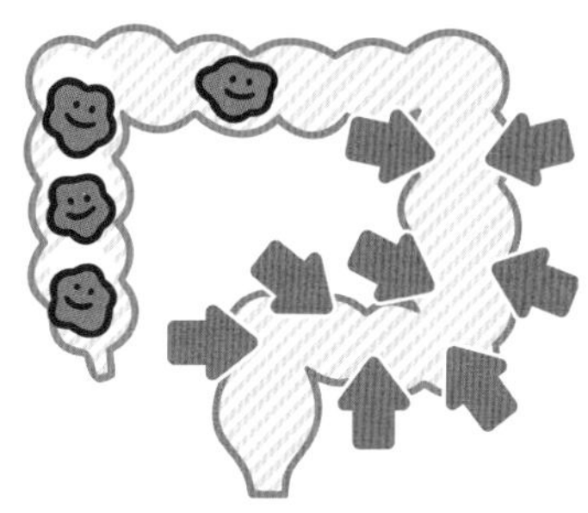

- 대장이 경련을 일으켜 수축함에 따라, 좁아진 대장을 통해 변이 나오므로 변의 모양은 작고 동글동글해진다.
- 연동 운동이 불안정하기 때문에 변이 천천히 이동하면 변비가 되고, 빠르게 이동하면 설사가 된다.
- 위에 음식물이 들어가면 연동 운동이 일어나는데, 대장이 불규칙하게 운동하면서 변을 제대로 이동시키지 못해 대장에 경련이 일어나고 하복부에 통증이 생긴다.

【출구 변비】

변을 배설하는 통로인 '출구(직장, 항문)'에서 일어나는 변비를 말합니다.

직장성 변비

- 변이 남아 있기 때문에 직장과 항문의 배변 반사가 약해짐에 따라 배설하는 힘이 떨어진다.
- 변의를 참는 것이 습관이 되어 있고, 일단 타이밍을 놓치면 변의가 일어나기 어렵다.
- 잔변의 수분이 빠져나가 변이 딱딱해져 있다.
- 잔변이 있기 때문에 하루에도 몇 번씩 변이 나온다.
- 장내에 쌓인 가스가 출구에 있는 변의 냄새를 끌어오기 때문에 방귀에서 냄새가 난다.

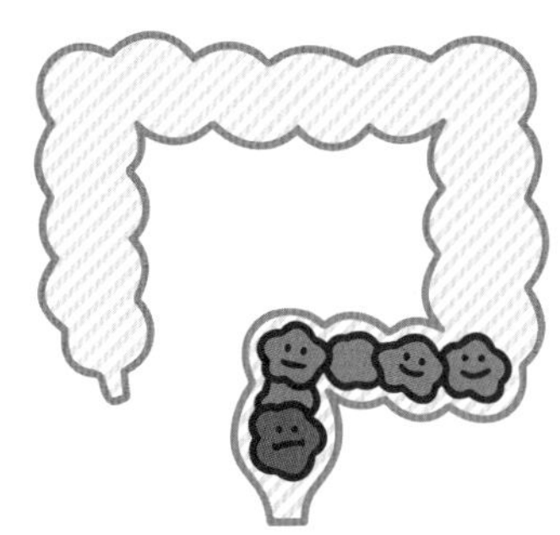

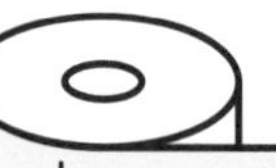

배변의 일반적인 과정

음식이 소화되어 배설에 이르는 과정

먼저, 일반적인 배변 과정을 살펴보겠습니다.

우리가 입으로 섭취한 음식물은 근육의 수축과 이완을 반복하는 '연동 운동'을 통해 식도에서 위로 운반되어 소화됩니다. 이후 소장(공장, 회장)에서 영양분이 흡수되고, 대장(결장)에서 미네랄과 수분이 흡수되면 나머지가 서서히 굳어지면서 변이 형성되어 항문으로 배출됩니다.

일반적으로 대변은 횡행 결장과 하행 결장에 머물러 있으며, 대장 끝에 있는 직장과 항문에는 변이 없습니다. 그런데 식사를 계기로 장이 자극을 받으면 '위 결장 반사'에 의한 '집단 연동 운동'이 일어나 변이 대장에서 직장까지 빠른 속도로 이동됩니다.

직장과 항문은 변이 지나가는 통로

집단 연동 운동은 대체로 하루에 한 번, 아침 식사 후에 가장 강력하게 일어납니다. 이 운동으로 직장에 변이 내려와 있다는 것을 대뇌가 확인하면 변의가 느껴집니다. 그리고 화장실에서 배변 준비가 된 상태에서, 배에 힘을 주면 복압이 높아지면서 동시에 배변을 조절하는 항문 괄약근이 이완되어 변이 밀려 나옵니다. 배변할 때 복압이 상승하면서 항문에 일시적으로 부담을 주는데, 변이 내려올 때마다 완전히 배변할 수 있다면 항문은 원래대로 다시 텅 비게 됩니다. 직장과 항문은 어디까지나 통로일 뿐입니다.

다소 개인차는 있지만 이것이 정상적인 배변 과정입니다.

【정상적인 배변 사이클】

대장으로 수분이 빠져나가 형태가 만들어진 대변은
일시적으로 직장에 쌓여 있다가 배변 준비가 되면 항문에서 배설됩니다.

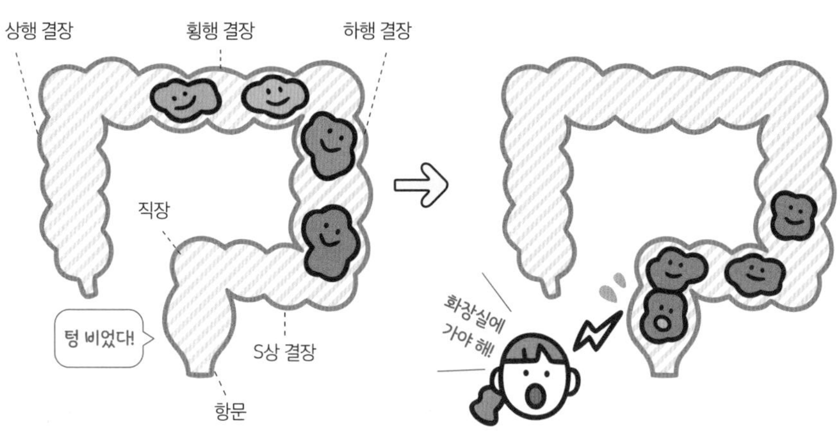

1 연동 운동에 따라 이동하면서 서서히 형태가 만들어진 대변은, 일반적으로는 횡행 결장과 하행 결장에 저장되므로 직장과 항문은 비어 있다.

2 변이 항문 바로 앞의 직장으로 내려오면 그 정보가 대뇌에 전달되어 변의를 일으킨다.

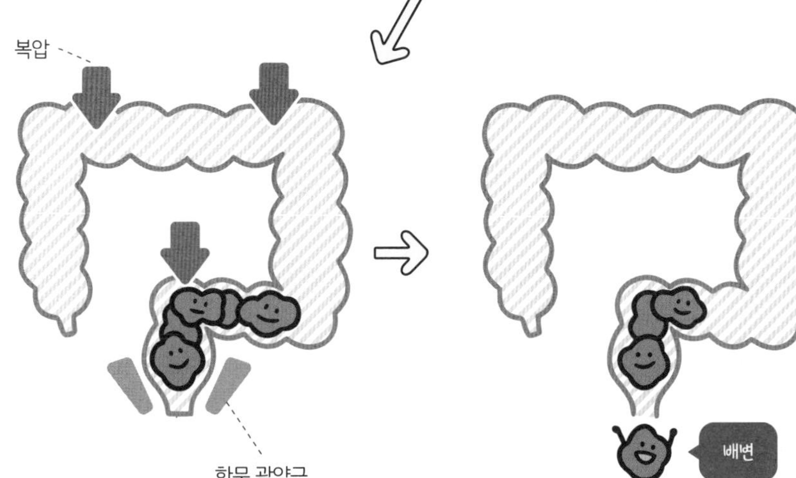

3 복근이 수축하고 복압이 상승하면서 변을 밀어내고, 골반 저근군 안에 있는 항문 괄약근이 이완되면서 변이 배설된다.

4 직장에 쌓인 변이 모두 배설되어, 직장과 항문은 텅 비는 것이 이상적인 배변이다.

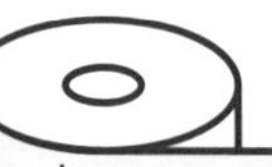

출구 변비 문제의 실상

출구 변비인데 '장활'을 한다고?

대체로 3일 이상 배변을 하지 않으면 '변비'로 판단합니다. 변비라는 말을 들으면 부지런한 사람은 어떻게든 변비를 해소하려고 식이 섬유가 풍부한 채소를 먹거나, 유익균을 늘리기 위해 요구르트나 발효식품을 섭취하고, 운동을 하는 등 노력합니다.

'변비에 효과가 있다'고 알려진 이런 행동은 대변이 장에 정체되었을 경우에는 일정한 효과가 있습니다. 하지만 대변이 직장이나 항문에 정체되어 있다면 문제가 달라집니다. 장활을 해서 열심히 좋은 대변을 만들어도 출구에서 정체되어 있기 때문에 이 정체 상태를 해결하지 않으면 변비는 점점 악화합니다.

출구 변비일 경우 온수 세정 변기의 지나친 사용을 피한다

매일 배변을 하는데 처음에 잘 나오지 않거나, 처음에 나오는 변이 딱딱한 경우가 있습니다. 또, 배변할 때마다 시원하게 다 배설한 느낌이 들지 않아서 온수 세정 변기로 씻는 것이 습관화된 사람도 많을 것입니다. 이런 경우 대부분 배설 후에 직장이나 항문에 변이 남아 있습니다. 말하자면, 출구 변비입니다.

이처럼 시원하게 배설하지 못한 변은 직장에 머무르는 동안 수분이 빠져나가 딱딱해져서 동글동글한 변이 됩니다. 이것이 대변의 출구 정체를 일으킵니다. 그리고 변에서 발생한 가스가 가득 차면, 복부 팽창과 냄새나는 방귀의 원인이 됩니다.

【'출구 변비'의 배변 사이클】

배변 후에는 기본적으로 '배'도 '출구'도 비어 있어야 합니다.
하지만 자신도 모르는 사이에 출구에 변이 남은 것이 출구 변비입니다.

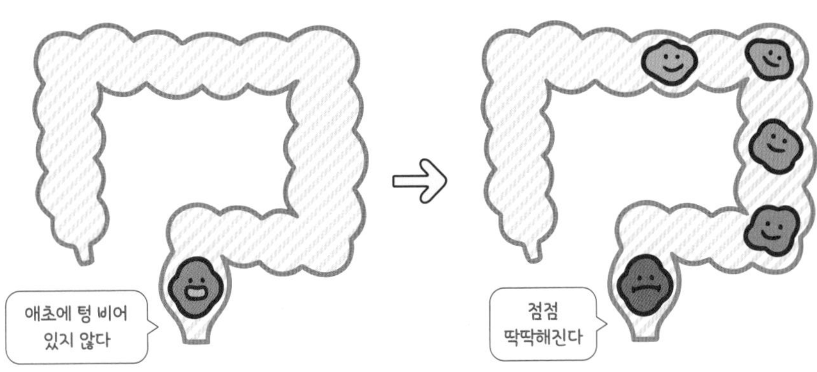

❶ 배설력 저하 등으로 변을 다 배설하지 못해, 배설 후에도 출구에 변이 남아 있는 '출구 변비' 상태

❷ 남은 변은 다음 날로 미뤄진다. 동시에 시간이 지나면서 수분이 빠져나가 딱딱하게 굳는다.

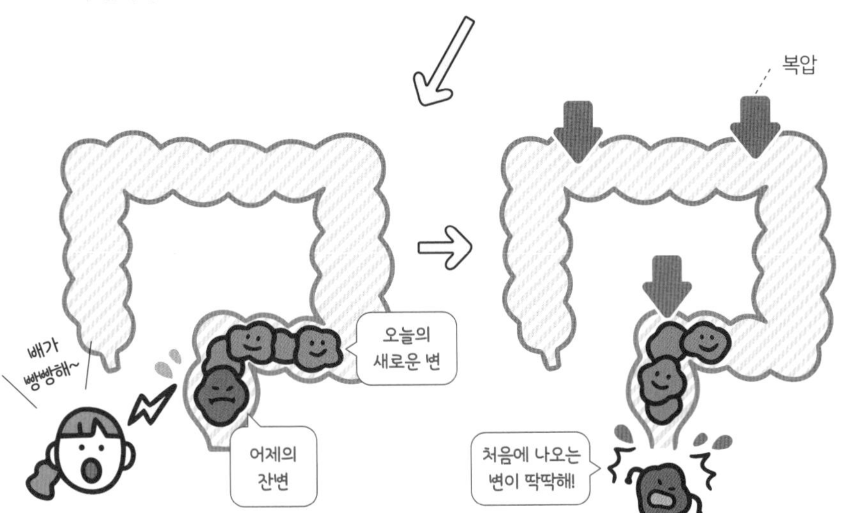

❸ 출구에 변이 남아 있어서 가스가 차오르고 배가 볼록해진다.

❹ 출구에 딱딱한 변이 있기 때문에 다음 배변을 할 때 통증이 느껴지고, 항문에 상처가 나면서 출혈이 발생한다.

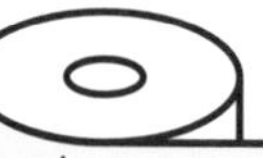

매일 나온다 ≠ 전부 나온다

매일 배변을 해도 변비일 수 있다

변비는 '변이 나오지 않는다'는 뜻이 아닙니다. 매일 배변을 하고, 배변 후에 개운한 느낌이 있어도 출구에 변이 남아 있다면 '변비'입니다. 매일 배변을 하는 사람 중에도 사실은 '출구 변비'인 사람이 많습니다.

즉, 배변은 '매일 나온다'거나 '개운한 느낌'의 문제가 아닙니다. 중요한 것은 '한 번 배변을 하면 완전히 내보내고 직장과 항문이 비어 있어야' 합니다. 비록 2~3일에 한 번 배변을 하더라도, 개운하게 완전히 내보내고 엉덩이가 비게 된다면 출구 변비가 아닙니다.

변이 나오든 안 나오든 변비가 될 수 있다

출구에 항상 변이 남아 있으면 직장과 항문이 변에 대해 점점 둔감해집니다. 이런 상태가 만성화되면 변이 내려와도 변의를 느끼지 못하는 '둔감 변비'가 됩니다. 둔감 변비는 이름 그대로 자각 증상이 없는 변비입니다. 따라서 자신도 모르는 사이에 며칠씩 변을 모아두기도 합니다.

이와 반대로, 귀찮게도 잔변의 양이 많아서 하루에 몇 번이나 변의를 느끼는 사람도 있죠. 하루에 두세 번씩 배변하기 때문에 '변비'라고 생각하지 못하다가, 치질 같은 질병으로 진행한 뒤에야 비로소 이상 증세를 알아차리는 경우가 많습니다.

【'출구 변비'가 '둔감 변비'를 초래한다】

'출구 변비'가 만성화되면,
직장이나 항문이 대변과 변의에 둔감해져서 '둔감 변비'가 됩니다.

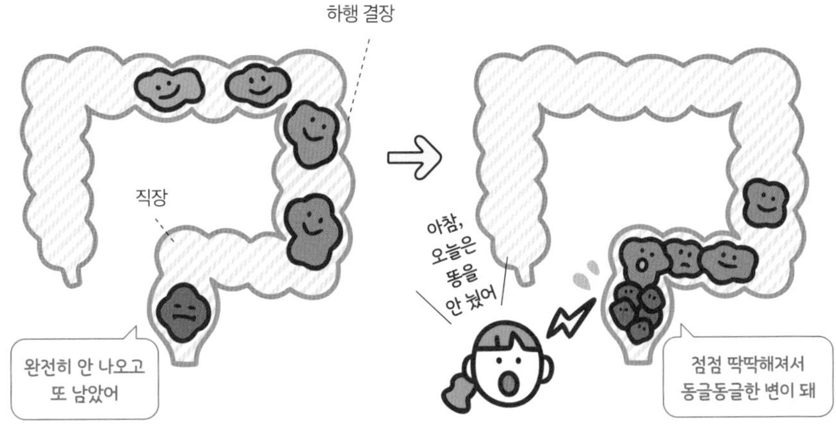

1. 하행 결장으로 변이 내려오는데, 직장에는 다 배설하지 못했던 변이 남아 있다(잔변).

2. 방치하면 직장에 있는 변은 수분이 빠져나가 딱딱해져서 더 동글동글한 변이 된다.

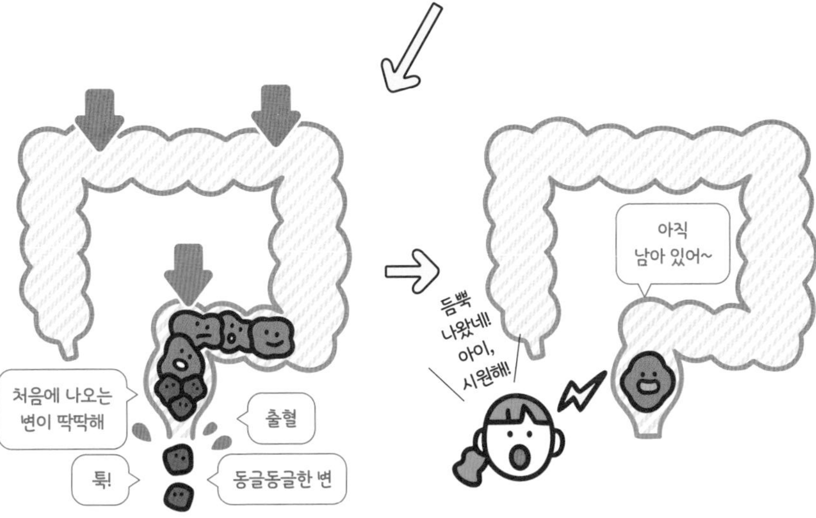

3. 새로운 변이 직장으로 내려와서 배변하면, 앞쪽에 나오는 변은 딱딱하고 뒤쪽에 나오는 변은 부드러운(당일 생성된 변) 상태가 된다.

4. 또 변을 직장에 남겨둔 채 배변이 끝났다. 점점 변에 대해 둔감해져서 변의를 느끼지 못하게 된다(둔감 변비).

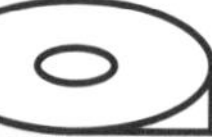

동글동글한 변이 나온다면 대우분 변비

동글동글한 변은 변비의 시작

토끼의 배설물처럼 동글동글한 형태의 변을 '토끼변'이라고 합니다.

이런 변이 장에서 만들어진 경우, 그 원인은 수분 부족, 편향된 식습관, 스트레스나 피로로 인한 자율신경의 교란 등 다양합니다.

하지만 직장이나 항문에서 변이 만들어진 경우, 배설되지 않고 남은 '잔변'이 동글동글한 토끼변이 된 것입니다.

잔변은 처음에는 부드러워도 직장 벽을 통해 수분이 계속 빠져나가므로 돌처럼 딱딱해집니다. 이것이 잔변감으로 느껴져 변의가 있는데도 도무지 나오지 않고, 무리하게 힘을 주면 출혈이 발생하는 등 문제의 원인이 됩니다.

잔변이 만들어 내는 변의 2층 구조

직장은 점막으로 되어 있어 통증을 느끼지 못하지만, 항문은 피부이므로 지각 신경이 분포되어 있어 민감합니다. 따라서 일반적으로 비어 있어야 할 항문에 변이 남게 되면 잔변감이 느껴져 개운하지 않습니다.

그런데 대변의 출구인 직장이나 항문에 잔변이 계속 남아 있으면 감각이 마비되어 변이 쌓이게 됩니다. 그러면 전날의 딱딱한 변 위에, 새로 내려온 부드러운 변이 쌓이는 '2층 구조'가 됩니다.

매일 배변을 해도 토끼변만 나올 경우에는 이러한 '2층 구조로 인한 출구 변비' 상태가 되어 있다고 의심할 수 있습니다.

【2층 구조로 된 출구 변비】

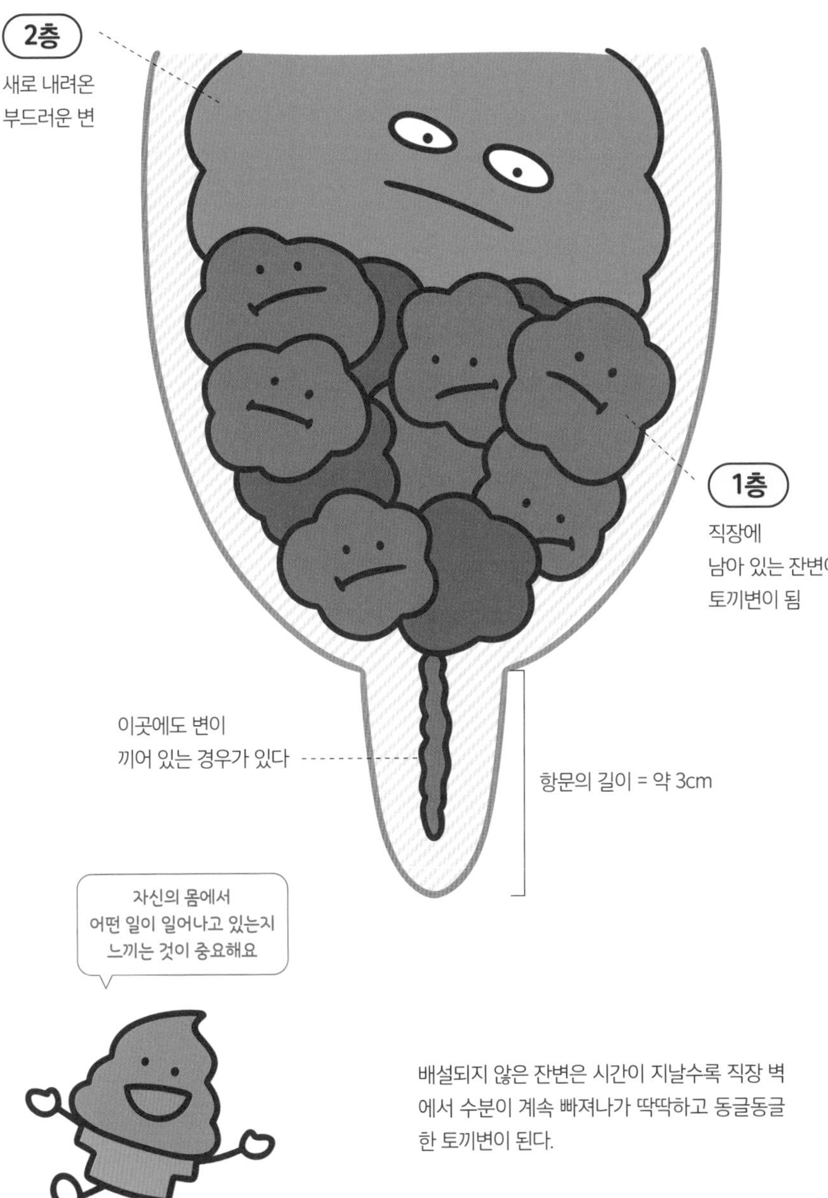
2층
새로 내려온
부드러운 변
1층
직장에
남아 있는 잔변이
토끼변이 됨
이곳에도 변이
끼어 있는 경우가 있다
항문의 길이 = 약 3cm
자신의 몸에서
어떤 일이 일어나고 있는지
느끼는 것이 중요해요

배설되지 않은 잔변은 시간이 지날수록 직장 벽에서 수분이 계속 빠져나가 딱딱하고 동글동글한 토끼변이 된다.

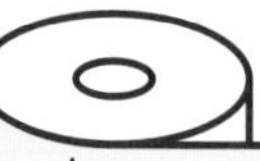

스르륵 나오면 이상적인 변

약간 딱딱한 치약 형태

앞에서 토끼변에 대해 언급했는데, 여기서는 건강한 변은 어떤 상태인지 살펴보겠습니다.

대변은 P.33 위의 그림처럼 약 70%가 수분으로 이루어져 있는데, 수분이 약 90% 이상이면 연변(무른 변), 60% 이하이면 토끼변이라고 합니다. 대변의 형태는 딱딱한 토끼변부터 고형분이 없는 물찌똥까지 다양하지만, 이상적인 것은 배에 힘을 주지 않아도 스르륵 부드럽게 나오고 표면이 매끈하며 치약보다 조금 딱딱한 변입니다.

변의 양은 섭취한 내용물에 따라 달라지는데 일반적으로는 하루에 약 100~200g, 즉 바나나 1개 정도의 배변량이 평균입니다.

대변 냄새의 원인은 유해균 증가로 인한 냄새 물질 때문

건강한 대변은 황토색~갈색을 띠는데 지방이 많은 식사를 하거나 장에서 체류하는 시간이 길어질수록 색깔이 짙어집니다. 또 엉덩이에서 출혈이 있는 경우에는 선혈이 섞인 '붉은 변', 위나 십이지장에서 출혈이 있는 경우에는 끈적끈적한 '검은 변(타르변)'이 되므로 이런 상태가 계속되면 병원 진료를 받아야 합니다.

대변의 냄새는 유해균이 단백질을 분해할 때 발생하는 인돌과 스카톨이라는 냄새 물질 때문입니다. 장내 환경이 좋고 유익균이 많으면 대변 냄새가 강하지 않습니다. 하지만 장내 환경이 나쁘거나 단백질이 많은 식사를 하면 유해균이 많아져서 냄새가 심해집니다.

【대변은 무엇으로 이루어져 있을까?】

대변은 약 70%가 수분이며, 나머지는 고형분으로 음식물 찌꺼기, 장벽에서 벗겨진 점막, 장내 세균 등으로 이루어져 있습니다. 배변할 때는 주변의 가스도 함께 배설됩니다.

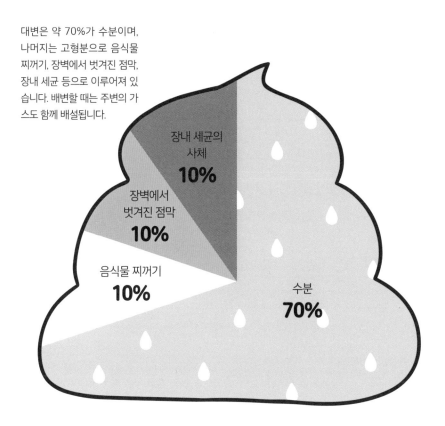

장내 세균의 사체
10%

장벽에서 벗겨진 점막
10%

음식물 찌꺼기
10%

수분
70%

【이상적인 대변이란】

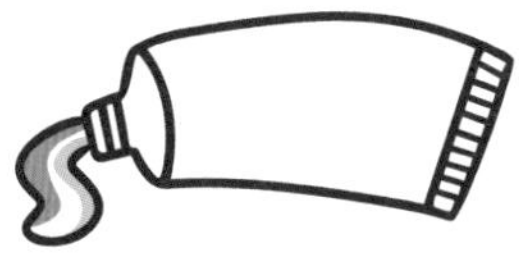

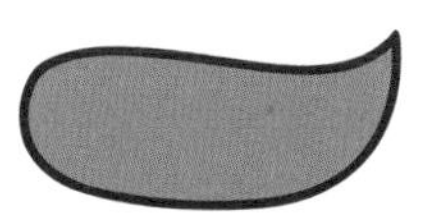

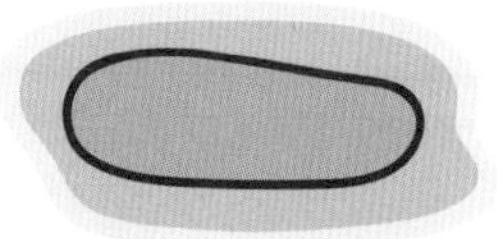

치약보다 약간 딱딱하다

매끄럽고 치약보다 약간 딱딱한 정도. 힘을 주지 않아도 스르륵 나오는 정도의 굳기다.

확실한 형태가 있다

굵기는 자기 엄지발가락 정도. 건강하면 색깔과 양은 식사에 따라 변한다.

변기의 물이 흐려지지 않는다

처음에는 물에 뜨다가 차츰 가라앉는 것이 가장 좋다. 변기의 물은 흐려지지 않는 것이 좋다.

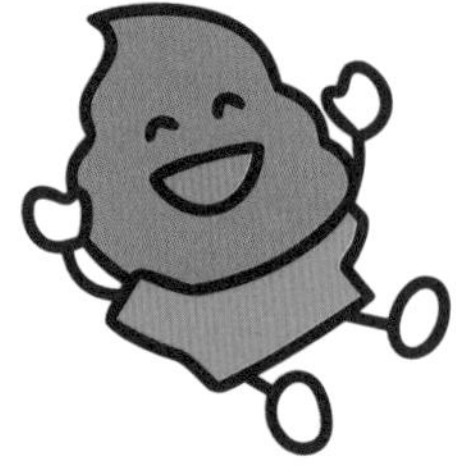

배변 장애

- 직장이나 항문에 대변이 남아 있는 상태
- 수분이 필요 이상으로 빠져나가 단단해진 토끼변,
  이와 반대로 수분이 과다한 진흙 형태의 물찌똥,
  점액, 혈액, 고름 등이 섞인 대변
- 직장과 항문이 비어 있지 않아 배변 감각이 둔감해진다.
- 대변이 가득 차 있는데 배변을 해도 완전히 나오지는 않는다.
  남은 대변 = 잔변
- 배변 시 배에 힘을 주어 복압이 올라가면 항문에 큰 부담이 된다.

- 항문에 울혈이 발생 → 치핵의 원인
- 항문에 상처가 발생 → 항문 열창의 원인
- 항문 주위에 세균 발생 → 곪아서 치루의 원인

정리

배변 횟수와 양, 대변의 형태 등은 섭취한 음식물의 영향이 크며 매번 다릅니다. 변비나 설사가 계속될 경우, 심각한 질병일 가능성도 있으므로 의료 기관에서 진찰받는 것이 좋습니다.

정상적인 배변

- 굳기는 적당한 수분이 함유된, 치약보다 약간 딱딱한 변이 이상적이다.
- 배변은 하루 1~2회, 1주일에 3회 이상이면 정상 범위
- 직장과 항문은 항상 비어 있다.
- 변이 내려올 때마다 완전히 배변한다.

- 직장과 항문이 다시 비게 된다.
- 배변할 때 항문에는 일시적으로 부담을 주지만 즉시 원래대로 돌아간다.

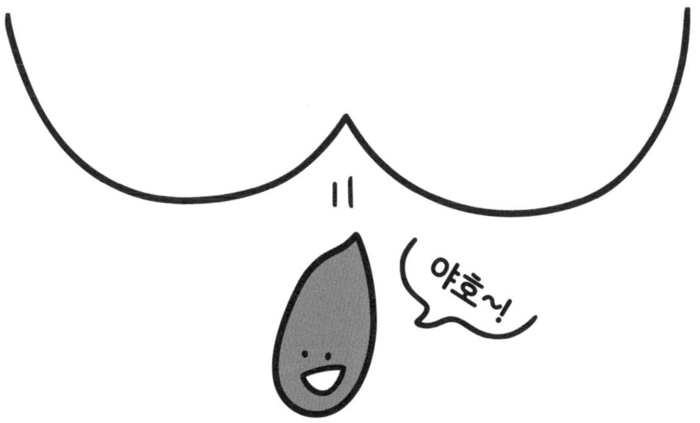

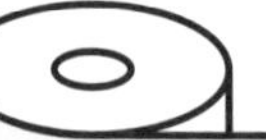

돈이 아니면 모아서 좋을 게 없다!

배변 타이밍은 뇌가 조절한다

앞서 언급했듯이 식사 등을 계기로 강한 연동 운동이 일어나면, 대변은 직장으로 밀려 나갑니다. 변이 이동함에 따라 직장의 내압이 높아지면, 그 자극이 직장 벽의 신경에서 천수※의 배변 반사 중추로 전해져서 대뇌피질에 전달됩니다. 즉 직장으로 들어간 변의 무게가 자극이 되어 대뇌로 전달됨에 따라 변의가 일어나는 것입니다.

배변 준비가 되고 배설하라는 지령이 내려오면, 복근이 긴장하면서 복압이 가해지고, 항문 괄약근이 느슨해져서 변을 배설하게 됩니다. 이와 반대로 뇌가 배변을 할 수 없는 상태라고 판단해서 '참아라'는 지령을 내리면, 항문 괄약근이 긴장하면서 변의가 사라집니다.

※ 천수 : 천추(엉치 척추뼈) 속을 지나는 척수

변의가 일어나면 참지 않는다

변의는 예고도 없이 일어납니다. 그런데 변의가 일어나도 바로 화장실에 갈 수 없는 경우도 많아 무심코 참고 지나기 쉽습니다. 그런 식으로 화장실에 가는 것을 뒤로 미루는 '변을 참는 훈련'을 하다 보면, 변의는 15분이 지나면 사라집니다.

하지만 일단 직장까지 내려온 변은 배설되지 않는 한 계속 거기에 있어야 합니다. 잊지 말아야 할 것은, 변의를 느낄 때는 직장과 항문은 이미 배변 태세를 갖추고 있다는 사실입니다. 완전히 배설해서 잔변을 만들지 않으려면, 이 때를 놓치지 말고 화장실에 가는 것이 중요합니다.

【망설이면서 '변을 참는 훈련'을 한다고?】

'지금은 가기 좀……'이라고 생각하며 화장실에 가기를 망설이는
'변을 참는 습관'이 출구 변비의 원인이 됩니다!

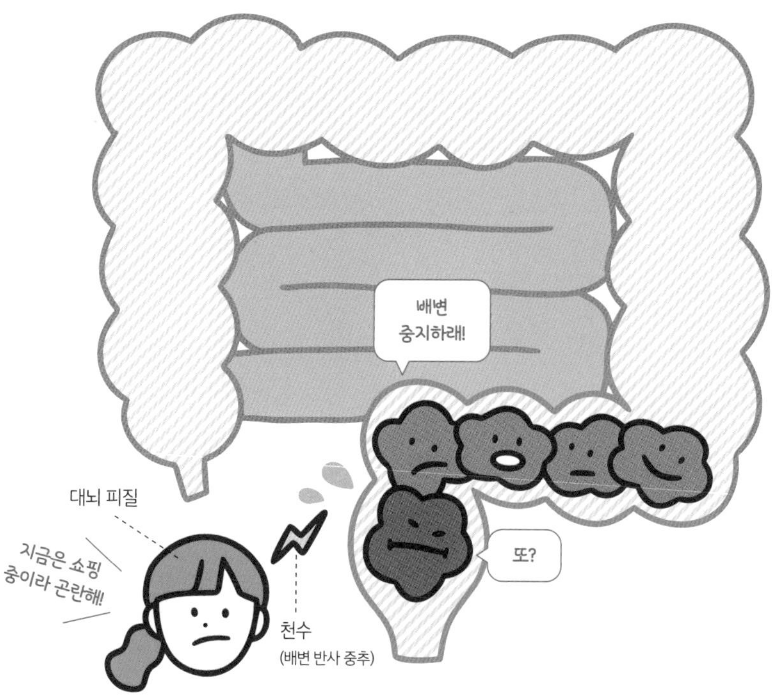
배변
중지하래!
대뇌 피질
지금은 쇼핑
중이라 곤란해!
또?
천수
(배변 반사 중추)

변이 직장으로 내려오면, 그 정보가 천수에 있는 배변 반사 중추에서 대뇌 피질로 전달되어 변의가 일어난다. 배변을 할 수 있는 상태인지 아닌지에 따라, '참아라' 또는 '배변하라'고 뇌가 지령을 내린다.

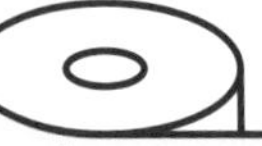

그날의 변은 그날 해결

'출구 변비'가 만성화되면 변의를 느끼지 못하는 엉덩이가 된다

'출구 변비'는 변의를 참는 습관에서 시작됩니다. 처음에는 변이 조금만 남아 있어도 불편함을 느끼던 직장이나 항문이, 몇 번 변의를 참다 보면 변을 참는 것이 습관화되어 차츰 '항문이나 직장에 변이 내려와 있는데 변의가 일어나지 않는 상태', 즉 '둔감 변비'가 되어 갑니다.

둔감 변비는 스스로는 좀처럼 알아차리지 못하는데, 매일 배변을 해도 치질 등의 문제를 안고 있는 경우에는 둔감 변비가 될 가능성이 많으므로 주의해야 합니다. 증상이 진행되면 며칠 동안 배변이 없는 경우도 많아 '배의 변비니까 장활을 해야 해!'라며 착각하기 쉬운 것이 특징입니다.

변을 참는 습관이 엉덩이에 문제를 계속 일으킨다

출구 변비나 둔감 변비에서 가장 문제가 되는 것은, 출구에 남아 있던 처음에 나오는 딱딱한 변이 배변할 때마다 항문의 피부를 찢어서 상처를 내는 '항문 열창(열항)'입니다(→ P.66). 그 외에도 '깨끗하게 닦을 수 없는 문제'(→ P.64), 너무 많이 닦거나, 너무 많이 씻어서 생기는 '온수 세정 변기 증후군'(→ P.52), 속옷을 더럽히는 '가짜 변실금'(→P.46)이나, '가려움증'(→ P.74), 변이 딱딱해져서 배설할 때 극심한 통증을 느끼는 '분변매복'(분변 막힘)(→ P.56) 등의 다양한 증상을 일으키는 원인이 됩니다. 이러한 문제를 예방하기 위해서라도, 먼저 변을 참는 습관을 개선해서 잔변을 만들지 않도록 해야 합니다.

【쌓여 있는데도 느끼지 못하는 몸이 된다】

변을 참는 습관이 정착되면 '변의 감지력'이 떨어져서
변의를 잘 느끼지 못하는 몸이 됩니다.

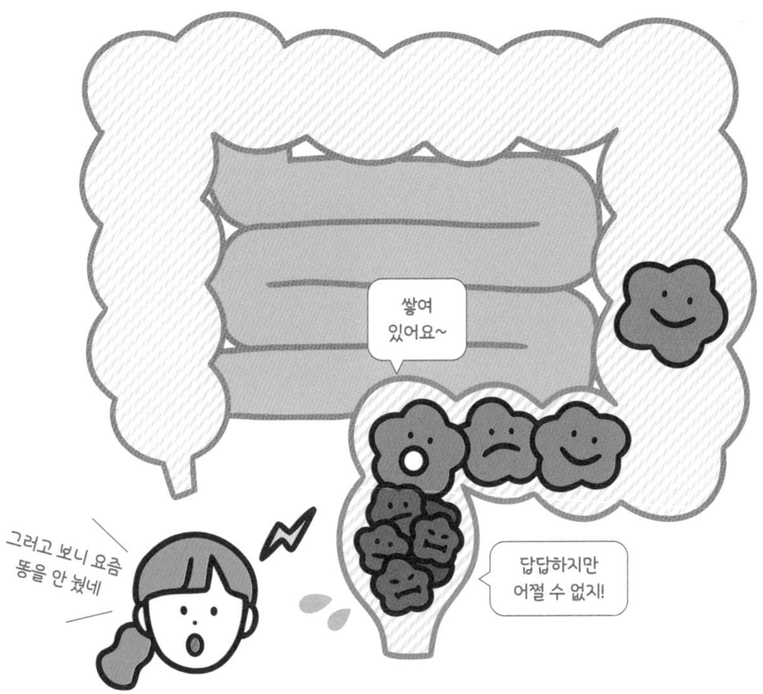
쌓여
있어요~
그러고 보니 요즘
똥을 안 눴네
답답하지만
어쩔 수 없지!

잔변이 항상 남아 있는 상태라면, 몸에 변을 참는 훈련을 시키고 있는 셈이다. 몸은 차츰 배변 신호를 보내지 않게 된다.

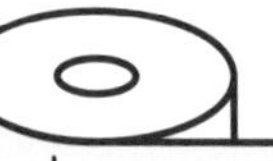

변비는 학교생활에서 시작된다

초등학생 5명 중 2명은 변비 또는 변비 예비군?

일상적으로 '변을 참는 훈련'을 하는 것은 어른들만의 문제가 아닙니다. NPO(특정 비영리 활동) 법인 일본 화장실 연구소의 조사에 따르면, 학교에서 배변을 하고 싶어졌을 때 '자주 참는다', '가끔 참는다'라고 대답한 초등학생이 약 절반이며, 초등학생 5명 중 2명은 변비거나 변비 예비군인 것으로 나타났습니다.

특히 변비는 5학년과 6학년에서 많이 나타나는 경향이 있습니다. 이는 '친구들에게 알리기 싫어서', '친구들에게 놀림받을까 봐' 등 남의 눈을 신경 쓰는 사춘기 아이 특유의 이유와, '마음이 편하지 않아서', '쉬는 시간 내에 맞출 수 없어서' 등 배변 환경 문제가 관련되어 있습니다.

정신적으로도 큰 영향을 미치는 어린이의 변비

성장기 아이의 경우 배변 기능이 성인 수준이 되려면 초등학교 고학년 정도는 되어야 합니다. 어릴 때부터 변비가 계속되면 배변 기능을 제대로 키울 수 없어서, 평생 변비 체질이 되어 버릴 수도 있습니다. 게다가 정신적으로도 나쁜 영향을 미칩니다. 짜증, 과잉행동, 집중력 부족으로 학습 장애의 원인이 되고, 심하면 가정 폭력으로 발전하기도 합니다.

실제로 변비를 제대로 치료했더니, 그때까지 정신이 없던 아이가 사물에 집중할 수 있게 된 경우도 있습니다. 만성화되기 전에 부모가 아이의 배변 모습과 상태에 주의를 기울이는 것이 중요합니다.

【초등학생 절반이 '학교에서 배변'을 하지 않는다】

'학교 화장실에서 배변을 하고 싶을 때 참은 적이 있나요?'라는 질문에 5학년과 6학년에서는 '자주 있다' 또는 '가끔 있다'라고 응답한 학생이 절반 가까이 되는 것으로 나타났습니다.

	자주 있다	가끔 있다	거의 없다	전혀 없다
1학년	13.2%	25.7%	38.3%	22.8%
2학년	7.8%	31.3%	39.2%	21.7%
3학년	7.8%	33.5%	40.7%	18.0%
4학년	6.6%	33.7%	39.8%	19.9%
5학년	8.4%	39.5%	35.9%	16.2%
6학년	4.2%	40.7%	37.7%	17.4%

【화장실 볼일을 참는 이유】

'학교에서 화장실에 가지 않고 참는 이유가 무엇인가요?'라는 질문에 '친구들에게 알리고 싶지 않다', '마음이 편하지 않다', '휴식 시간 내에 시간을 맞출 수 없다' 등의 응답이 상위권을 차지해서 느긋하게 배변할 수 있는 환경이 부족한 상황인 것을 짐작할 수 있습니다.

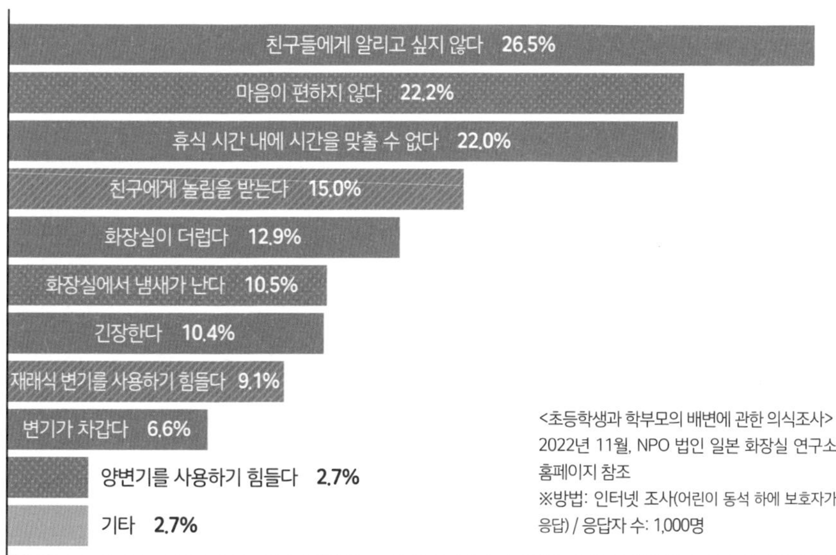

<초등학생과 학부모의 배변에 관한 의식조사>
2022년 11월, NPO 법인 일본 화장실 연구소 홈페이지 참조
※방법: 인터넷 조사(어린이 동석 하에 보호자가 응답) / 응답자 수: 1,000명

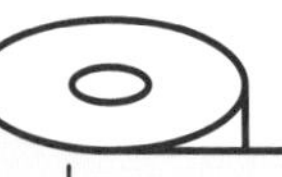

설사가 아니라 변비입니다!

변비인데도, 장이 무리하게 일을 하면 설사 증상이 나타난다

변비와는 반대로 '배탈이 난다', '변비와 설사를 반복한다'는 문제를 안고 있는 사람도 많습니다. 이것도 출구 변비가 원인일 가능성이 있습니다.

'제2의 뇌'라고도 불리는 장은 많은 신경세포로 이루어져 있어, 뇌의 지령을 받지 않아도 독자적으로 일할 수 있는 기관입니다. 따라서 출구에 변이 막혀 있는 경우 장은 자기 조절 기능에 따라 변을 내보내려고 합니다. 또 잔변이 있으면 이를 감지한 장이 변을 완전히 배출하려고 무리하게 일을 하는데, 그 결과 수분이 충분히 빠지지 않은 상태의 무른 변이 출구에 있는 딱딱한 잔변을 뚫고 나오기도 합니다.

설사약의 잘못된 사용이 설사의 원인

출구 변비가 있는 사람에게 설사 증세가 많은 이유는, 출구에 원인이 있다는 것을 깨닫지 못한 채 '배가 볼록하다', '가스가 늘었다', '배변 후에도 개운하지 않다' 등의 증상 때문에 배의 변비라고 생각하고 설사약에 의지하기 때문입니다. 대장은 문제없이 변을 만들어 운반하고 있는데, 설사약으로 억지로 밀어내는 셈입니다. 게다가 가장 문제가 되는 잔변에는 설사약이 효과가 없기 때문에 직장에 남아 있던 변의 틈새로 묽은 설사변이 새어 나오기도 합니다. 설사약을 먹으면 '배만 아프고 조금도 안 나온다', '나오기는 해도 처음에는 딱딱한 변이 나와서 아프다'라는 사람은 출구 변비일 가능성이 높습니다.

【'딱딱한 변 + 설사'의 구조】

출구 변비나 둔감 변비인 사람이 설사약을 먹으면
변비에는 효과가 없고 설사만 나올 수도 있습니다.

case①

잔변은 나오지 않고
무른 변이 틈새로 나온다

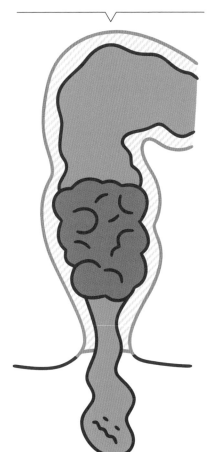

직장에 있는 잔변은 그대로 남은 채, 설사약을 먹어서 묽어진 변만 결장에서 내려와 잔변의 틈새로 나온다.

case②

잔변이 물과 함께 나와
그 틈새로 무른 변이 나온다

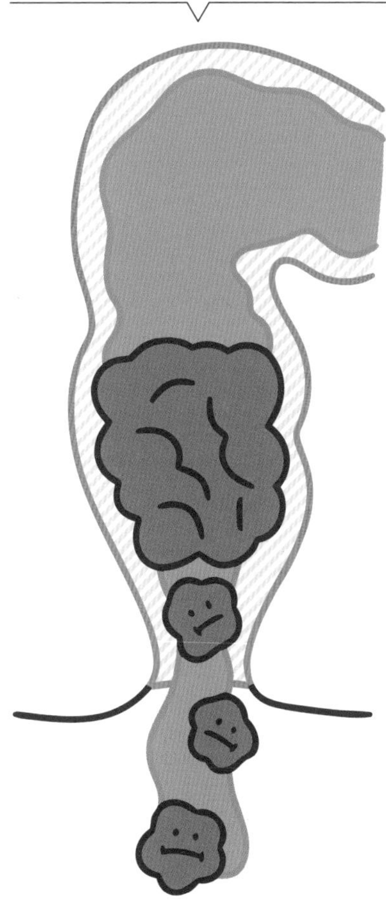

설사약으로 묽어진 변이 잔변을 눌러서 잔변의 일부와 무른 변이 함께 나오는데, 잔변은 다 내보내지 못하고 남는다.

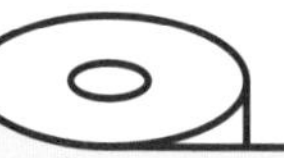

출구의 잔변도 방귀 냄새의 원인

방귀 냄새가 나는 것은 장내의 유해균이 원인

장에는 보통 약 200ml, 즉 한 컵 정도의 가스가 존재합니다. 그중 약 70%는 식사나 대화를 할 때 입으로 삼킨 공기며 냄새는 나지 않습니다. 방귀에 냄새가 나는 것은 주로 장내 세균에 의해 음식물이 분해될 때 발생하는 가스 때문입니다. 이 가스는 유익균이 식이 섬유를 먹이로 삼아 발효시켜 발생한 것으로 이산화탄소가 대부분이며 거의 무취이지만, 장내 환경이 악화함에 따라 증식하는 유해균(웰치균 등)이 단백질을 분해하면 암모니아를 비롯한 냄새 성분을 발생시킵니다. 이들은 적은 양으로도 강한 냄새를 내기 때문에 방귀 냄새의 원인이 됩니다.

방귀뿐만 아니라 땀과 입 냄새에도 주의!

하루에 나오는 방귀의 횟수는 식사에 따라 달라지는데, 평균적으로 5~6회 정도입니다. 그 이상의 횟수이면서 '냄새나는 방귀'가 나오는 경우는 장내 세균의 균형이 무너져 있다는 신호일 수도 있습니다. 특히 출구 변비의 경우, 출구에 쌓여 있는 변의 냄새를 끌고 나오기 때문에 '냄새나는 방귀'가 됩니다.

더욱이 냄새나는 가스가 직장 벽으로 흡수되어 혈액으로 들어가기 때문에, 땀이나 호흡으로 배설되면 땀과 호흡에서도 냄새가 납니다. 방귀뿐만 아니라 땀이나 구취 등 냄새 때문에 고민하는 경우라면 출구 변비를 의심해 볼 수 있습니다.

【방귀가 새는 것도 잔변이 있기 때문】

일반적으로 뱃속의 가스와, 흡수 및 배설되는 가스의 양은 거의 같습니다. 이 균형이 무너져 장내의 가스가 더 많아지면, 배가 볼록해지거나 꾸룩꾸룩 소리가 나는 '복부 팽만감'으로 이어집니다.

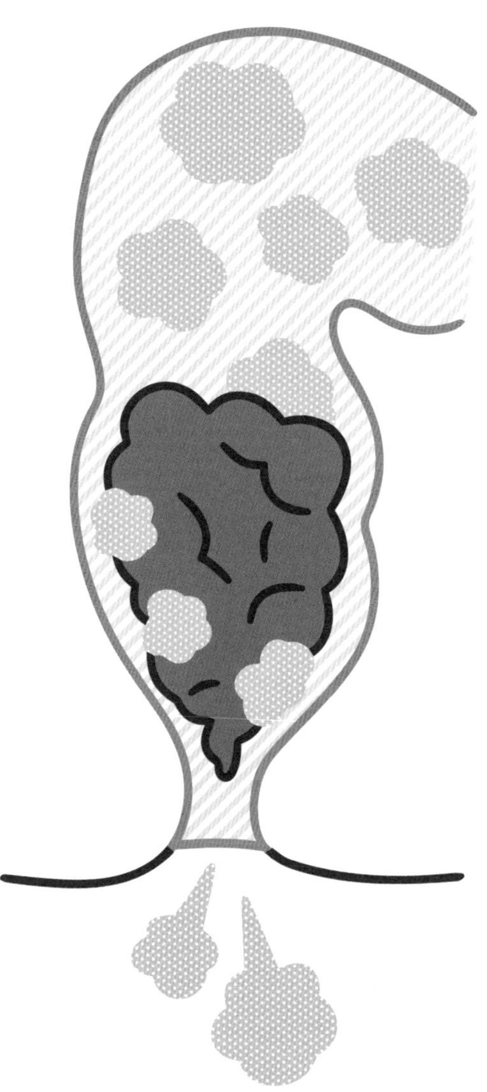

가스는 가벼우므로 장 쪽으로 올라가 배가 볼록해지는 원인이 된다!

뱃속 가스 성분은 99%가 질소, 산소, 이산화탄소, 수소, 메탄 등으로 구성되며 냄새는 거의 없다. 방귀에 냄새가 나는 것은 암모니아, 황화수소, 스카톨 등 1%의 냄새를 유발하는 성분 때문이며, 그 외에 방귀가 출구에 있는 잔변의 냄새를 끌고 나오기 때문이다.

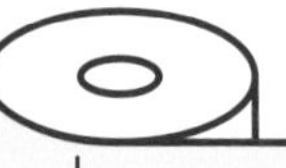

방귀를 뀌면 속옷이 더러워진다!

당황스럽게 만드는 그 증상도 잔변이 원인일 수 있다

'속옷에 변이 묻는다', '방귀를 뀌면 변이 나온다'와 같은 예상치 못하게 '변이 새는(변실금)' 고민을 안고 있는 사람이 늘어나고 있습니다. 변실금이 있으면 대변 냄새가 신경 쓰여서 사람들과 어울리지 못하거나, 일이나 공부에 집중하지 못하는 등 여러 가지 문제를 일으킵니다.

하지만 근력이 저하된 고령자도 치질이나 질병이 아닌데 이런 증상이 있다면, 변실금이 아니라 '가짜 변실금'일 수도 있습니다. 잔변이 있으면 항문에도 변이 끼어 있을 수 있어 속옷을 더럽힐 수 있고, 방귀 같은 작은 자극에도 변이 쉽게 밖으로 나올 수 있어 변실금의 문제가 발생합니다.

몸을 움직이는 순간 변이 툭!

항문은 배변할 때 외에는 변이 밖으로 새나가지 않도록 '항문 괄약근'에 의해 조여진 상태로 있습니다(→ P.54). 하지만 항문 괄약근은 항상 일정한 힘으로 조여져 있는 것은 아니며, 변이 가까이 내려오면 반사적으로 느슨해집니다. 말하자면 조임이 강해졌다가 느슨해졌다가 합니다.

드물게는, 조임이 느슨해진 순간에 다 빼내지 못하고 항문에 끼어 있던 변이 갑자기 밖으로 나와 속옷을 더럽히는 일도 있습니다. 이것이 '가짜 변실금'의 실체입니다. 변이 새는 것은 반드시 항문의 조임이 느슨해졌기 때문이 아니라, 항문의 조임이 정상적인 사람에게도 일어날 수 있는 문제입니다.

【가짜 변실금으로 인해 반복되는 악순환】

비록 '가짜'라고 해도 변이 샌다는 것은
다른 사람에게 상담하기 어려운 민감한 문제입니다.

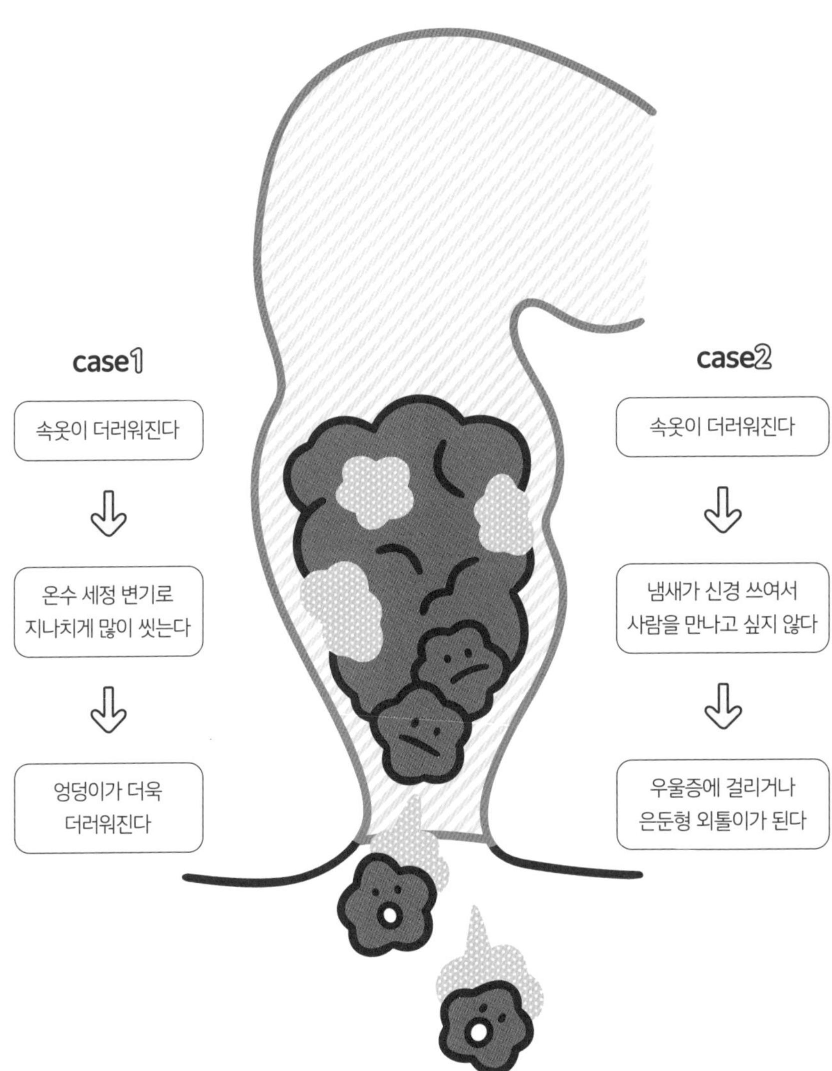

case1
속옷이 더러워진다
온수 세정 변기로 지나치게 많이 씻는다
엉덩이가 더욱 더러워진다
case2
속옷이 더러워진다
냄새가 신경 쓰여서 사람을 만나고 싶지 않다
우울증에 걸리거나 은둔형 외톨이가 된다

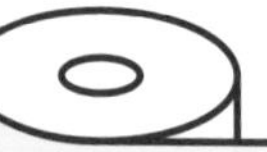

변이 갑자기 떨어지는 사태 정리

항문에 이상이 없다면 '가짜 변실금'

가짜 변실금의 특징은 다음과 같습니다.

- 배변 후에 속옷이 더러워지는 일이 자주 발생한다.
- 화장실에 들어가 항문을 닦을 때마다 변이 계속 묻어 나온다.
- 방귀를 뀌면 속옷이 더러워질 때가 있다.

'가짜 변실금'이라는 말은 정식 의학 용어가 아니라 환자에게 알기 쉽게 설명하기 위해 제가 만들어 낸 용어입니다. 엉덩이 문제 중에서도 냄새가 신경 쓰여 남모르게 고민하는 사람이 많습니다.

스스로는 알아차리기 어려운 출구 변비가 원인이 되어, 오랜 세월 가짜 변실금으로 고민하는 사람도 많습니다. 신경이 쓰일 때는 부끄러워하지 말고 항문과를 방문하세요.

가짜 변실금의 원인은 세 가지 배변 장애

가짜 변실금의 원인은 주로 세 가지 배변 장애 때문입니다.

먼저, 두 가지 원인은 출구 변비와 둔감 변비 때문입니다. 자신의 변비를 자각하지 못하는 사람이 많다는 것은 이미 언급했는데, 특히 둔감 변비의 경우 며칠 동안 모여서 딱딱해진 변이 항문에 막혀 있는 경우도 있습니다. 새로운 변이 그 옆으로 쏟아져 나오는 상태를 변이 새는 것으로 착각하는 경우도 있습니다.

세 번째 원인은, 변비를 개선하려고 설사약을 남용하기 때문입니다. P.42에서 언급했듯이, 출구 변비인데도 장에 효과가 좋은 설사약을 먹으면 장이 무리하게 일을 해서 설사가 되어 버려, 변이 새는 경우도 있습니다.

【가짜 변실금의 원인】

항문 조임에는 문제가 없는데도 변실금 같은 증상을 일으키는 '가짜 변실금'의 3대 원인은?

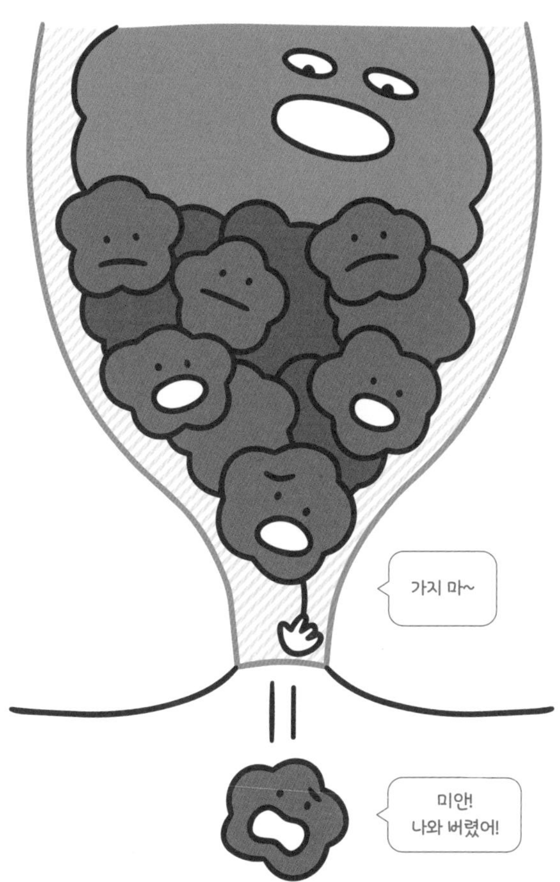

1
출구 변비
매일 배변을 해도, 하루에 몇 번씩 배변을 해도 텅 비지 않고 안에 잔변이 남아 있다면 '출구 변비'

2
둔감 변비
변이 쌓여 있는데도 변의가 없거나 변의가 약하고, 힘을 줘도 나오지 않는 등 직장과 항문의 감각이 둔해진 상태

3
설사약의 남용
시판 약이나 의사에게 처방받는 설사약뿐만 아니라, 설사약 성분이 들어 있는 건강식품이나 차를 즐겨 마시거나 남용하기 때문

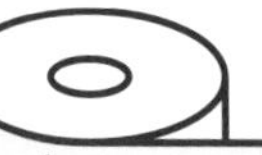

'먹으면 바로 변이 나온다'면 변비

음식을 먹으면 바로 소화되지는 않는다!

출구 변비가 있는 사람 중에는 매일 정도가 아니라 식사하는 즉시 배변을 한다는 사람이 있습니다. 물론 그런 사람은 자신이 '변비'라고는 꿈에도 생각하지 못하고, 오히려 '먹으면 바로 나올 정도의 쾌변'을 한다고 생각할 것입니다.

하지만 소장의 길이는 약 4m, 대장이 약 1.5m이므로 먹은 음식이 소화와 흡수를 거치면서 이동하는 데도 시간이 걸립니다. 식사의 양이나 내용물에 따라 다르지만, 아무리 소화가 잘되는 음식이라도 배설까지는 6시간 이상 걸리고, 먹은 음식이 변으로 나오는 것은 대략 1~2일 후입니다.

매일 변이 나와도 치질이 있는 사람은 주의가 필요

음식을 먹고 바로 배변을 하는 것은 전날의 변이 다 나오지 않고 남아 있던 것일 가능성이 높습니다. 따라서 '매일 배변을 하는데도 치질'이라는 사람이 많습니다. 본인은 '변비도 아닌데', '쾌변인데'라며 이상하게 생각해도 진찰을 해 보면 분명 출구(직장, 항문)에 변이 남아 있습니다. 마찬가지로 하루에도 몇 번씩 배변을 해도 치질이 없는 사람도 있습니다. 이런 사람은 매번 모두 배변했기 때문에 당연히 배변 후에 출구가 비어 있습니다. 배변 횟수에 상관없이 치질이 있거나 가느다란 변이 쪼르르 하고 여러 번에 나뉘어 나오는 사람은 출구 변비를 의심해 보는 것이 좋습니다.

【음식물은 소화부터 배설까지 6~24시간】

음식물은 각 부위에서 몇 시간씩 걸려서 소화되므로,
섭취 후 바로 배변으로 나오지는 않습니다.

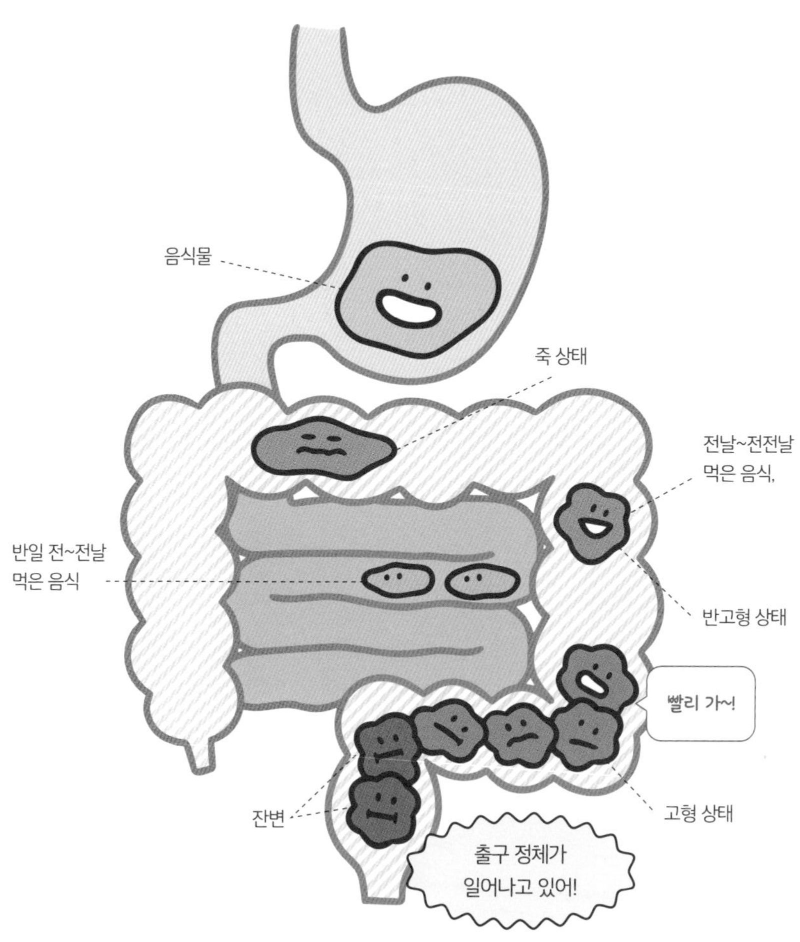

식사 후 바로 변의가 있거나, 하루에도 몇 번씩 배변하는 경우에는 직장이나 항문에 남은 대변이 출구 정체를 일으키고 있을 가능성이 있다.

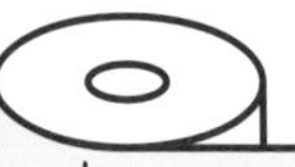

변즙으로 속옷이 더러워지는 문제

온수 세정 변기로 변즙을 만들지 마세요

'속옷이 대변으로 더러워진다'는 사람 중에는 변이라기보다는 변과 물이 섞인 '변즙'이 원인인 경우가 있습니다. 변즙이란 배변 후에 엉덩이를 닦아도 깨끗해지지 않아, 온수 세정 변기를 사용해서 꼼꼼하게 씻었을 때, 온수가 항문 안쪽까지 들어간 뒤에 안에 있던 잔변과 섞여서 새어 나온 것입니다. 그런데 사람들은 설마 온수 세정 변기의 물이 원인일 것이라고는 생각하지 못하고, 변실금이라며 병원에 찾아옵니다. 하지만 막상 진찰해 보면 항문 조임에는 문제가 없고 치질도 없는 경우가 대부분입니다. 잔변을 완전히 내보내면 속옷이 더러워지는 일도 없습니다.

엉덩이를 너무 많이 씻으면 생기는 온수 세정 변기 증후군

온수 세정 변기의 물은 변즙을 만들 뿐만 아니라 민감한 항문의 피부를 손상해 여러 가지 문제를 일으킵니다. 잔변이 있는 사람들은 온수 세정 변기의 물로 항문을 자극해서 딱딱해진 변을 내보내려고 하고, 속옷이 더러워지지 않도록 필요 이상으로 엉덩이를 씻기도 합니다. 이때 엉덩이를 닦은 젖은 휴지가 엉덩이 피부에 붙어 있다가 가려움증을 일으키거나, 항문 주변의 피부를 짓무르게 해서 '항문 주위 피부염'에 걸리기도 하고, 항문 가장자리의 피부가 찢어지는 '항문 열창'의 원인이 되기도 합니다. 게다가 엉덩이에 닿는 물의 자극에 익숙해져서 온수 세정 변기가 없는 화장실에서는 배변을 못하는 '온수 세정 변기 의존증'이 되어 버립니다.

【온수 세정 변기의 강한 수압에 주의】

온수 세정 변기로 엉덩이를 너무 많이 씻으면
항문이 손상될 뿐만 아니라 다양한 문제의 원인이 됩니다.

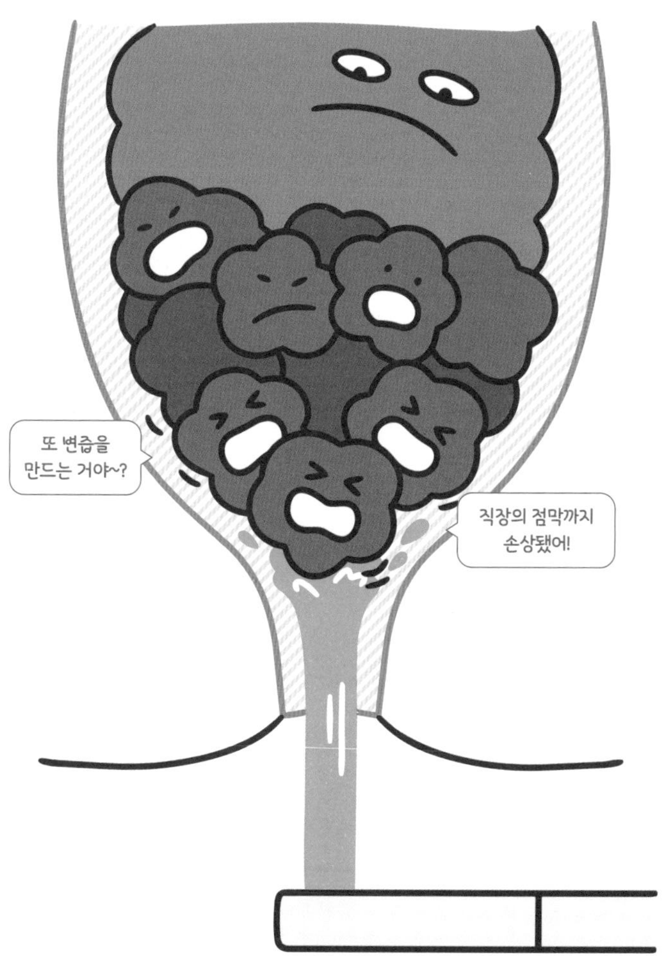

직장의 점막이 손상되면 배변 반사가 뇌에 제대로 전달되지 못하므로, 점차 변의가 일어나지 않게 된다.

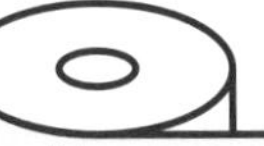

진짜 변실금은 더 골치 아픈 문제

고령자의 삶의 질(QOL)을 저하시키는 변실금

변실금이란 '변을 내보내지 않고 남겨두려고 해도 변이 항문에서 새어 나오는 질환'을 말하는데, 근력이 쇠약해진 시니어 세대들이 많이 가지고 있는 고민에 속합니다. 나이가 들면서 배설 능력이 저하되고, 분만이나 수술로 인해 괄약근이 손상됨에 따라 항문의 조임도 느슨해진 것이 원인입니다. 개인차가 커서 누구나 경험하는 것은 아닙니다.

변실금 증상이 나타나면 곤란한 상황이 생길까 봐 걱정되어 냅킨이나 기저귀를 차거나, 냄새가 새어 나올 것이 두려워 외출하거나 사람 만나기를 자제하는 등 일상생활에도 영향을 미쳐 본인의 삶의 질(QOL)을 현저하게 떨어뜨립니다.

항문을 이중으로 보호하는 항문 괄약근

항문은 골반저근군 중 2개의 근육에 의해 확실하게 닫혀 있습니다. 의식적으로는 조절할 수 없고 자율신경의 지배를 받아 조절되는 불수의근인 '내항문 괄약근'과, 자신의 의지대로 조일 수 있는 수의근인 '외항문 괄약근'입니다. 내항문 괄약근은 직장으로 변이 보내지면 자연스럽게 느슨해져서 배변 준비를 하며, 외항문 괄약근은 내항문 괄약근이 느슨해져도 환경이 조성될 때까지는 항문을 닫고 변을 내보내지 않습니다.

또 변을 내보내는 일을 하는 항문과도 서로 협력해서 작동하므로, 어느 한쪽 또는 양쪽이 잘 작동하지 않으면 변실금이 발생합니다.

【배변의 시스템을 유지해 주는 항문 괄약근】

쾌변에 중요한 역할을 하는 항문 괄약근이
어떤 작용을 하는지 살펴보겠습니다.

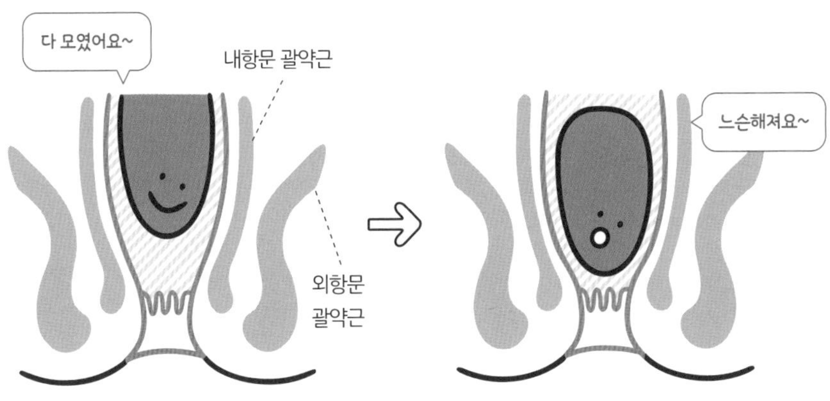

1. 대장에서 만들어진 변이 직장에 쌓이면 정보가 뇌에 전달되어 변의가 일어납니다.

2. 장의 내압이 높아지면, 자율신경의 지배를 받아 조절되는 내항문 괄약근이 이완된다.

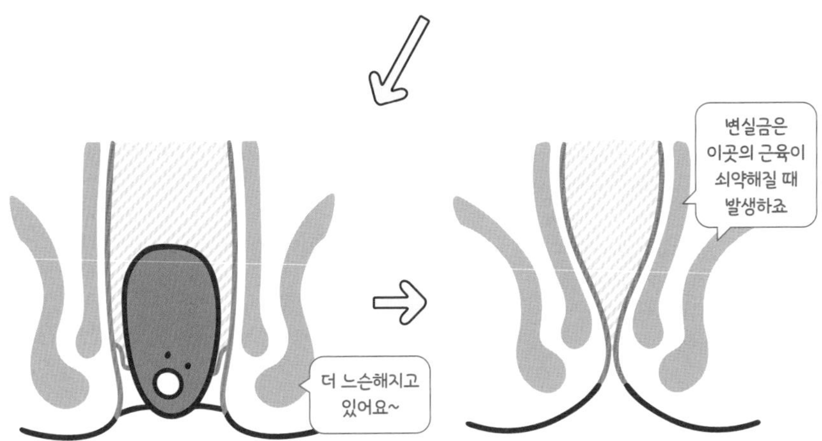

3. 배변 준비가 되고 대뇌에서 배변 지시가 내려오면, 외항문 괄약근이 느슨해진다. 이와 동시에 배에 힘을 주면 복압이 높아지면서 항문이 열리고 변이 배설된다.

4. 배변을 마치면 안팎의 항문 괄약근이 조여져서, 다음 배변할 때까지 변을 밖으로 내보내지 않으려고 한다.

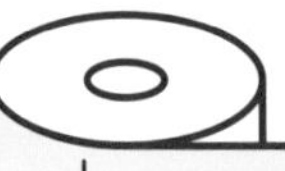

'분변 막힘'은 분변매복이라는 질환

출구 변비→둔감 변비→분변 막힘의 악순환

'출구 변비→둔감 변비'라는 악순환이 계속되는 경우, 엉덩이에서는 변이 점점 큰 덩어리가 되어 갑니다. 그 전에 일어나는 것이 '분변매복', 말하자면 '분변 막힘'이라는 질환입니다. 증상으로는, 배가 볼록해지고 아프며, 심해지면 식욕이 없어지고 구역질이 납니다. 강한 변의를 느껴도 극심한 통증으로 인해 배변이 어려워집니다.

이러한 증상을 자각할 수 있으면 좋겠지만, 새로 생긴 부드러운 변이 크고 딱딱한 변을 뚫고 매일 조금씩 나오는 경우도 있습니다. 그런 사람은 분변매복은 물론 변비라고는 생각하지 못하기 때문에 나중에 상당히 골치 아픈 문제가 생깁니다.

분변 막힘에 설사약이나 관장은 효과가 없다

분변매복이 될 정도로 항문에서 '성장'해 버린 잔변에는, 일반적인 설사약이나 관장은 효과가 없습니다. 약을 사용해도 딱딱해진 변의 표면을 녹이는 정도에 불과하며, 덩어리를 내보내지는 못합니다. 게다가 딱딱한 변이 항문에 상처를 내기 때문에 배변을 참게 되므로, 잔변은 점점 더 커집니다. 결국 직장의 센서가 마비되고 변의도 점점 더 일어나지 않게 되죠.

이렇게 되면 안타깝게도 대변이 압박이나 자극을 가해 직장 내벽에 궤양이 생기거나 장폐색이 발생합니다. 단순히 변이 막혔다고 쉽게 생각하지 말고 진찰을 받아서 '대변 매복 제거'를 하는 것이 중요합니다.

【테니스공 크기의 변이 꽉 차 있는 경우도 있다!】

출구 변비나 둔감 변비를 방치하면
항문 속에서 대변 덩어리가 커져서 빠져나올 수 없게 됩니다.

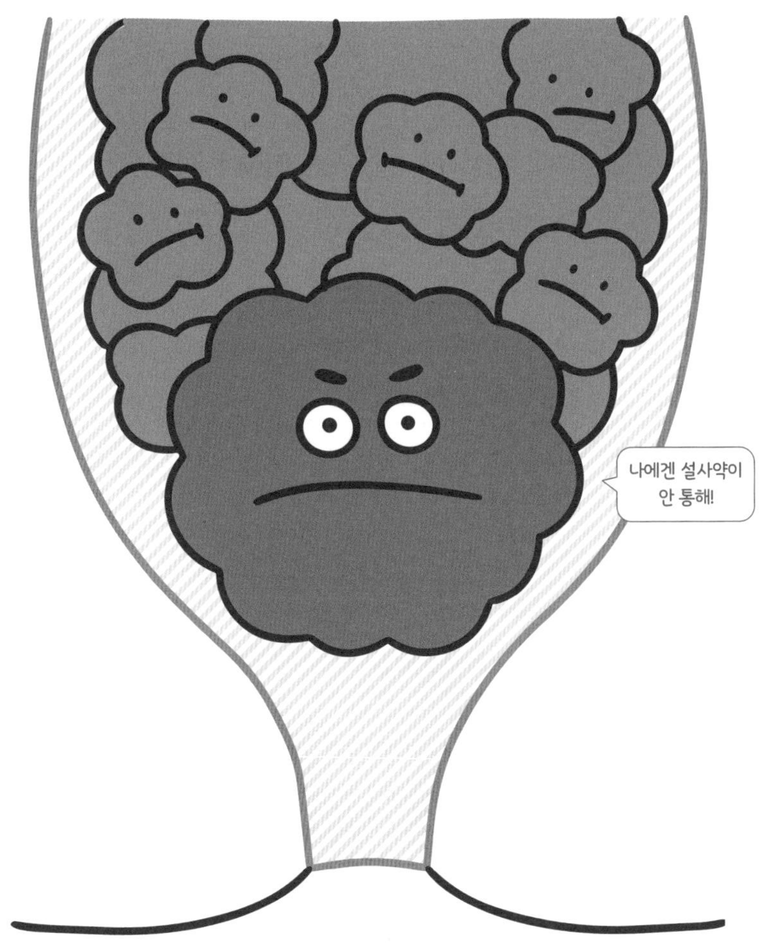

항문에 남은 잔변은 시간이 지나면서 딱딱하고 커지면서, 계속 변이 남아 있는 상태가 되므로 변의를 잘 느끼지 못하는 악순환이 되풀이됩니다. 때로는 항문 벽이 늘어나서 테니스공 크기의 변이 출구를 막고 있기도 합니다.

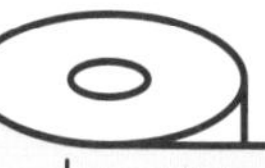

대변 매복 제거는 의료인의 의료 행위

대변 매복 제거는 어려운 의료 행위, 절대로 흉내 내면 안 된다!

대변 매복 제거는 분변매복 등으로 자연 배변이 어려운 사람의 항문에 손가락을 삽입해서 대변을 긁어내는 의료 행위입니다. 분변매복이 심할 경우, 관장이 역류할 정도로 큰 변이 항문을 막고 있기도 합니다. 이런 경우에는 딱딱해진 변을 손가락으로 풀어주면서 긁어내는 '대변 매복 제거'로 막힌 변을 해소할 수밖에 없습니다.

내과에서는 간호사가 하는 경우도 많은데, 항문과에서는 의사가 직접 하는 것이 일반적입니다.

분변매복의 불쾌감 때문에 가끔 스스로 대변 매복 제거를 시도하는 사람이 있는데, 출혈이 발생할 가능성이 있고 직장의 장벽을 손상할 위험도 있으므로 절대로 하면 안 됩니다.

'미주 신경 반사'로 인해 현기증이나 휘청거림이 일어날 수 있다

드물게는 대변 매복 제거 후에 현기증이나 휘청거림으로 인해 일어나지 못하는 사람도 있습니다. 이것은 '미주 신경 반사'라는 자율 신경계의 반사 때문입니다. 미주 신경 반사는 통증, 긴장, 스트레스 등으로 인해 부교감 신경이 활성화되어 혈압 저하, 맥박 수 감소 등을 일으키는 현상을 말합니다. 개인차가 있지만 나이에 상관없이 일어나므로, 젊은 사람도 갑자기 대변이 제거된 후에 기분이 안 좋아지거나 구역질이 일어날 수 있습니다. 또 대변 매복 제거 전후에는 혈압의 변화에도 주의해야 합니다. 미주 신경 반사가 전혀 일어나지 않는 사람도 있고, 서서히 익숙해져서 일어나지 않는 경우도 있습니다.

【'분변매복=분변 막힘'의 구조】

둔감 변비가 지속되어 직장의 배변 반사가 약해지면,
직장에 쌓인 딱딱한 변이 뚜껑처럼 덮여 있어
변을 내보내고 싶어도 보내지 못하는 '분변 막힘' 상태가 됩니다.

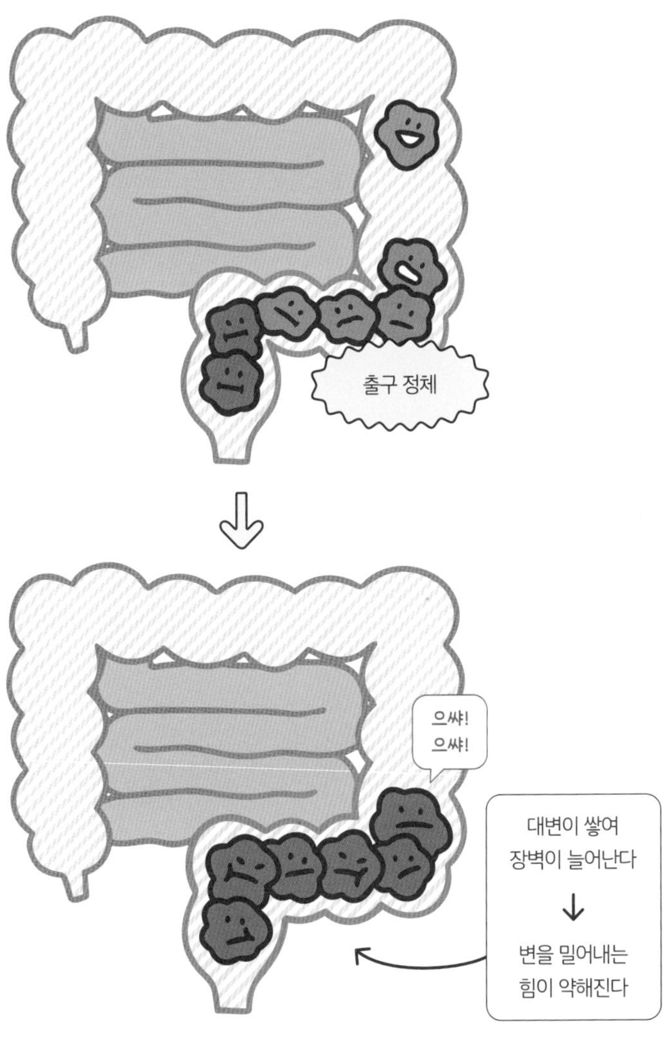

변이 계속 쌓이면 직장 벽이 늘어나서 흐물흐물하게 되므로 배설력이 더욱 약해진다. 대변 매복 제거를 해도 벽이 흐물흐물한 채로 있으면 분변매복이 반복되는 경우도 있다. 의사의 관리를 받으면서 정상적인 배변으로 되돌아갈 필요가 있다.

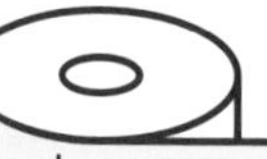

쾌변해도 치질이 될 수 있다!

일본인 3명 중 1명이 '치질 환자'였다고?

항문 질환 중 가장 흔한 '치질'은 다른 사람에게 상담하기 힘들어서인지, 많은 사람이 자신만의 착각이나 잘못된 생각으로 증상을 더욱 악화시킵니다. 치질이란 '항문이나 그 주변에 생기는 양성 질환의 총칭'으로, 항문에 생기는 문제 중 암을 제외한 모든 질환을 말합니다.

항문에 가려움증이 있는 '항문 소양증', 온수 세정 변기로 과다 세척해서 생긴 '온수 변기 증후군' 등도 넓은 의미에서 '치질'에 포함되므로 일본인 3명 중 1명이 '치질 환자' 경험이 있다고 할 정도로 익숙합니다. 증상이 다양한데, 그중에서도 '치질 환자'의 공통점은 대부분 출구 변비입니다.

배변 습관을 바로잡아야 치질이 개선된다

'치질은 변비의 결과로 나타나는 것'이라고 생각하는 사람이 많은데, 1주일간 배변을 하지 않아도 '배의 변비'인 사람은 치질이 되지 않습니다. 그런데 진료를 받으러 오는 '치질 환자'의 90% 이상이 매일 배변을 하는데, 이런 환자들 대부분에게서 잔변이 확인되었습니다. 흔히 '우리 집은 부모도 치질이고, 가족력이 있으니까', '앉아서 일을 하니까 어쩔 수 없어'라고 말하는 사람이 있습니다. 치질에 걸리기 쉬운 체질이나 직업이 특별히 있는 것은 아니고 치질은 '배변의 결과'입니다. 잘못된 배변을 바로잡지 않고서 투약이나 수술을 해도 증상은 반복될 수밖에 없습니다. 치질을 개선하기 위해서는 원인이 된 배변을 바로잡는 것이 필요합니다.

【오류투성이의 치질 정보】

잘못된 정보나 오해로 대처하다 보면 치질이 오래가고 반복되기만 합니다.
올바른 지식으로 올바르게 대응해 보세요.

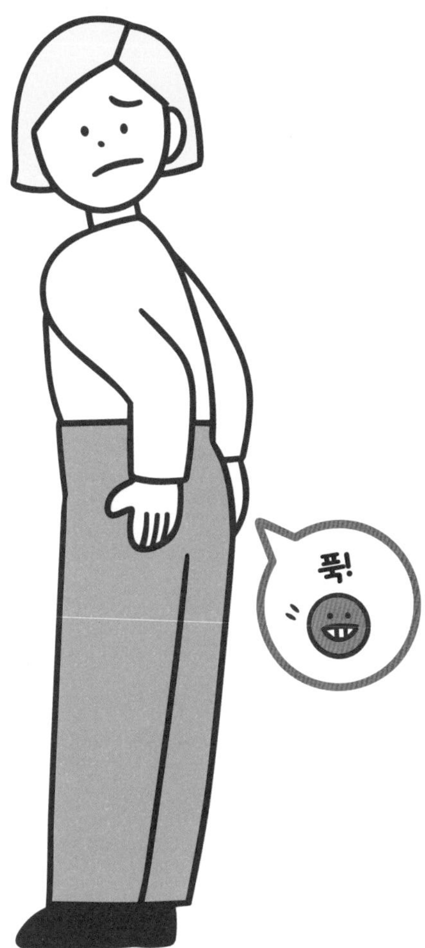

✕ 치질은 유전된다

'엄마가 치질이라서 가족력이 있어요', '가족 중에 저만 치질이에요'라는 사람이 있는데, 치질을 유전적 요인이라고 생각하는 사람이 있지만 치질은 유전되지 않는다.

✕ 임신과 출산으로 치질에 걸린다

임신 중에는 자궁이 내장과 혈관을 압박하므로 쉽게 붓고 변비가 잘 생긴다. 그래서 치질이 악화될 수는 있어도 임신과 출산 때문에 치질이 되지는 않는다.

✕ 치질은 시판 약으로 치료할 수 있다

가족에게도 비밀로 하고 수십만 원이나 하는 약을 계속 사용해도 치질은 낫지 않을 뿐만 아니라 오히려 악화하는 경우도 있다. 치질이라고 생각하면 일단 진료를 받아야 한다.

✕ 앉아서 일을 하면 치질에 걸린다

오랜 시간 계속 앉아 있으면 엉덩이에 울혈이 생겨 붓기 쉽지만, 앉아 있는 시간이 길다고 해서 치질에 걸리지는 않는다.

✕ 쾌변인 사람은 치질에 걸리지 않는다

치질이 있는 사람 중 90%는 매일 배변을 한다. '매일 배변을 하면 치질에 걸리지 않는다'는 것은 큰 착각이다.

✕ 치질은 수술로 완치된다

원인이 되는 배변 장애를 개선하지 않으면 수술을 해서 일시적으로 낫더라도 치질은 재발한다. 근본적인 문제 해결이 필요하다.

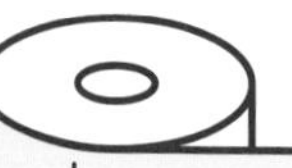

치질 환자의 놀라운 착각

엉덩이를 너무 많이 씻거나 소독하는 것이 문제의 원인

많은 사람이 엉덩이가 더러운 것이 치질의 원인이라고 생각합니다. 그 때문인지 화장실이나 목욕탕에서는 엉덩이를 꼼꼼하게 씻고, 어떤 경우에는 배변 후 매번 항문을 소독액으로 소독하는 사람도 있습니다. 실제로 의사들도 얼마 전까지만 해도 '엉덩이는 깨끗이 씻고 청결하게 관리'해야 한다고 지도해 왔습니다.

그런데 온수 세정 변기가 보급되자, 엉덩이를 너무 많이 씻어서 생기는 폐해가 문제가 되고 있습니다. 과잉 관리로 인한 여러 가지 문제는 '온수 세정 변기 증후군'이라고 명명되며, 의료 현장에서도 '엉덩이는 너무 많이 씻지 않도록' 지도하라는 방침으로 바뀌었습니다.

민감한 항문의 피부

항문 주위의 피부는 눈 주위의 피부만큼 얇고 매우 민감하므로 샤워기의 수압이나, 비누 같은 강한 자극을 받으면 쉽게 손상을 입게 됩니다. 과도한 세정이 피부에 염증을 일으켜 가려움증이나 짓무름의 원인이 될 뿐만 아니라, 너무 많이 씻으면 피부 표면을 덮어서 장벽 기능을 하는 '피지막'이 벗겨져 피부의 면역력이 저하됩니다.

따라서 엉덩이를 너무 많이 씻어서 피부에 염증을 일으킨 사람에게는 온수 세정 변기 사용을 중지해야 합니다. 문제가 없는 경우에도 세정은 하루에 한 번, 단시간에 사용하고, 가능하면 사용하지 않는 것이 바람직합니다.

【이런 사람이 치질에 걸리기 쉽다】

다음은 치질의 요인이 되기 쉬운 생활 습관입니다.
이 중 당신이 체크할 항목은 몇 개일까요?

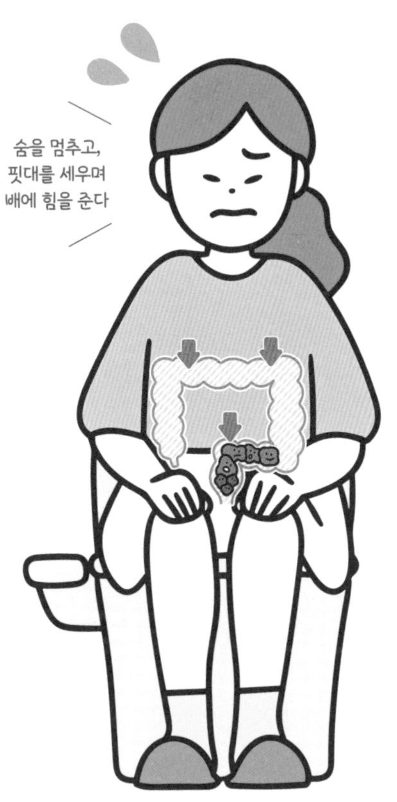

▢ 온수 세정 변기를 애용한다

오랜 시간 계속 앉아 있으면 엉덩이에 울혈이 생겨 붓기 쉽지만, 앉아 있는 시간이 길다고 해서 치질에 걸리지는 않는다.

▢ 화장실에서 보내는 시간이 5분 이상

화장실에서 독서나 스마트폰 등 '볼일 보면서 딴짓'을 하는 습관은 항문에 부담을 주어 울혈의 원인이 된다. 화장실에서 보내는 시간은 5분 이내로 철저하게 지키자.

▢ 변의를 자주 참는다

치질의 원인이 되는 출구 변비는 변의를 참는 것부터 시작된다. 변의가 느껴지면 가능한 한 참지 말고 바로 화장실에 가는 습관을 들인다.

▢ 밤늦게 잠들고 아침에는 늦게까지 일어나지 않는다

대장이 가장 활발하게 움직이는 아침 5~7시는 배변의 골든 타임이다. 건강한 배변을 위해서라도 일찍 자고 일찍 일어나도록 노력한다.

▢ 빵, 파스타, 단것을 즐긴다

밀가루에 들어 있는 글루텐이나 유제품에 들어 있는 카제인은 장의 점막에 구멍을 뚫어 장을 손상시킬 가능성이 있다. 체질에 맞지 않는다면 섭취하지 않는 것이 좋다.

▢ 같은 자세를 오랜 시간 유지한다

계속 서 있거나, 계속 앉아 있으면 몸이 부종이나 울혈의 원인이 된다. 1시간에 한 번씩은 몸을 움직이는 것이 좋다.

▢ 가족들 앞에서 방귀를 뀌지 못한다

가족이라고 해도 다른 사람들 앞에서 방귀 뀌기는 어렵다고 생각해 방귀를 참는 사람은 변의도 참는 경우가 많다. 방귀나 변의는 참지 않는 것이 기본이다.

▢ 주 2회 이상 술을 마신다

술을 마시면 무른 대변, 설사, 잦은 배변을 하기 쉽고 치루에 걸릴 위험이 커진다. 또 치핵은 출혈을 일으키기 쉽다. 과음하지 않도록 주의한다.

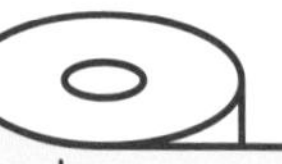

치질이 아니라 변비가 원인

엉덩이를 깨끗하게 닦을 수 없는 원인은?

치질의 고민을 안고 있는 사람은 자신도 모르는 사이에 출구 변비가 된 경우가 많습니다. 배변 후 휴지에 변이 묻어나오기 때문에 엉덩이를 여러 번 닦거나, 변이 묻어나오지 않을 때까지 온수 세정 변기로 씻기도 합니다. 하지만 대변이 제대로 배설되었다면, 휴지에 변이 묻어나오지 않으므로 닦거나 씻지 않아도 엉덩이는 깨끗합니다.

즉, 엉덩이를 깨끗하게 닦지 못하는 것은 치질 때문이 아니라 엉덩이 속에 변이 남아 있기 때문입니다. 엉덩이에 변이 남아 있는 출구 변비이므로 변이 항문에 상처를 입히거나 염증을 일으켜 치질, 피부꼬리, 항문 용종을 일으키기도 합니다.

닦은 휴지에 변이 묻으면 변비를 의심

온수 세정 변기를 사용하지 않고 세 번 엉덩이를 닦았는데, 세 번째에도 휴지에 변이 묻어나온다면 출구 변비일 가능성이 있습니다. 배변 후에 개운한 느낌이 있든 없든 마찬가지입니다. 닦은 휴지는 배변 상태를 확인할 수 있는 기준이 되므로 변이 남아있는지 여부를 반드시 체크해야 합니다.

만약 여러분이 가려움증이나 염증 등 엉덩이에 문제가 있다면, 시험 삼아 2주 동안 온수 세정 변기 사용을 중지해 보세요. 신경이 쓰인다면 대야나 욕조에 미지근한 물을 받아 엉덩이를 담그고 물을 끼얹거나 부드럽게 쓰다듬는 정도로 충분합니다(→ P.73). 이렇게만 해도 대부분은 엉덩이 상태가 개선됩니다.

【변비인데 치질이라고 믿는 사람이 많다】

자신이 치질이라고 생각하는 사람들이 변비라는 것을 알게 되는 과정을 알아볼까요?

① 항문에 나타나는 이상 증상

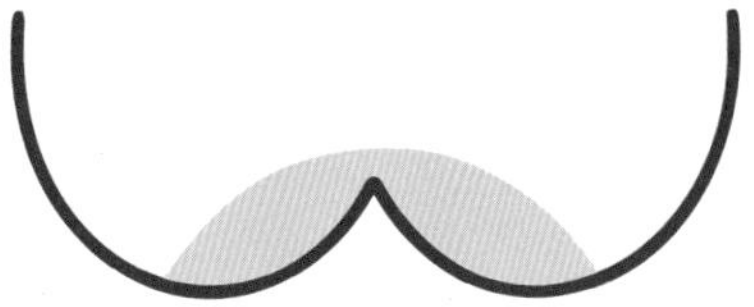

너무 많이 씻어서 항문의 피부를 보호하는 피지막이 없어지면 표면이 손상되어 통증이나 가려움증, 출혈 등의 원인이 된다.

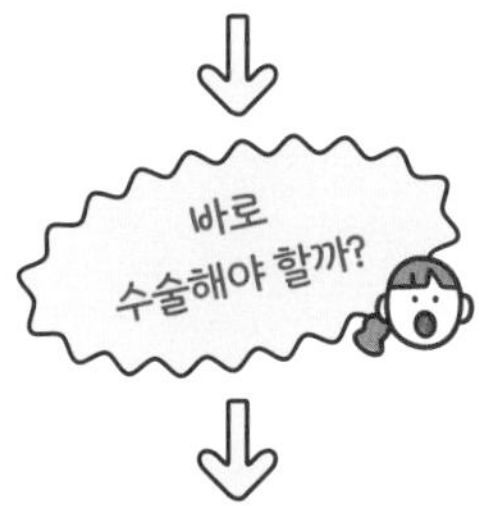

② 일단 약국으로

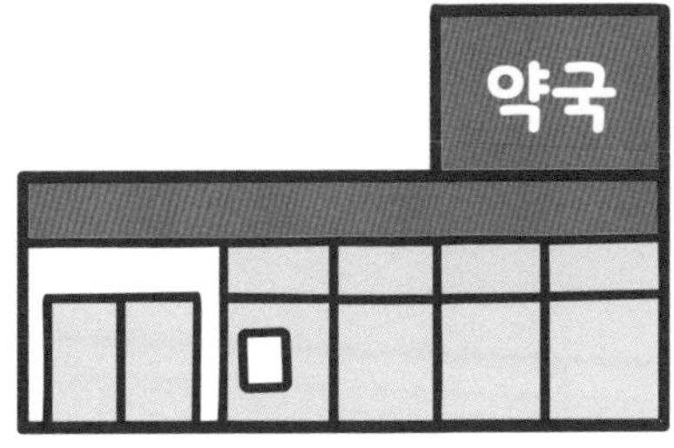

여러 가지 약을 구입한다

항문과에 가는 것이 부끄러워서 스스로 치료할 생각으로 약국에서 약을 구입하지만, 잘 몰라서 여러 가지 약을 사 버린다.

③ 오히려 악화

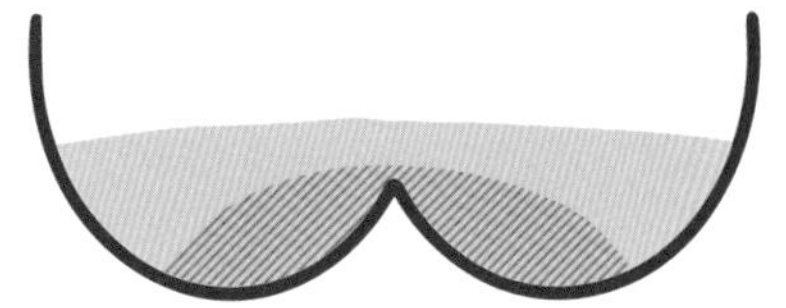

치질을 빨리 치료하려면 엉덩이가 깨끗해야 한다고 생각하고, 약 이외에도 온수 세정 변기를 사용해서 항문을 씻다가 결국 피부를 손상시킨다.

④ 결국 항문과로

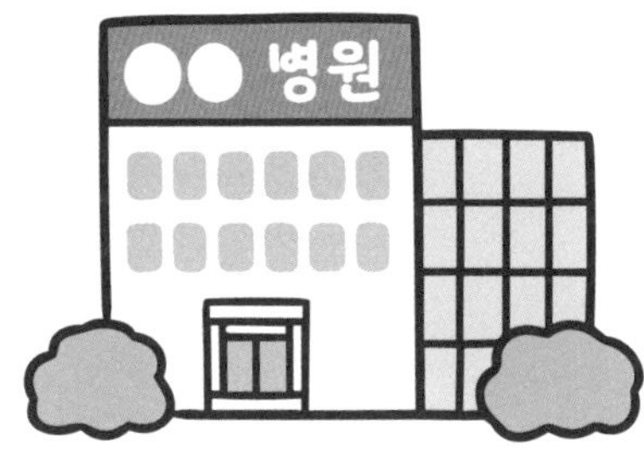

약이 효과가 없고 좀처럼 낫지 않는데다가 상태가 점점 심각해지기 시작하자, 마음먹고 드디어 항문과를 찾아간다.

⑤ 충격적인 변비 진단

진찰 결과 치질이 아니라 '출구 변비'라는 말을 듣고 깜짝 놀란다! 항문에 쌓인 변을 시원하게 배출한 결과 증상도 개선된다.

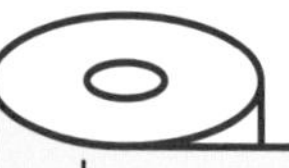

치질과 출구 변비의 인과 관계

잔변 사이클이 반복되면 항문 열창 → 돌기, 용종으로 발전

치질은 다양한 증상을 보이는데, 그 중 '항문 열창(열항)'과 '치핵', '치루'를 3대 치질 질환이라고 합니다.

'항문 열창'은 항문이 찢어진 상태를 말합니다.

'2층 구조인 출구 변비'(→ P.30)로 인한 '잔변 사이클'이 시작되어, 항문 열창이 만성화되면 상처에 변이 묻어 염증을 일으키면서 부어올라 사마귀 같은 '돌기'가 됩니다. 이 돌기가 항문 바깥쪽에 생긴 것을 '피부 꼬리', 항문 안쪽에 생긴 것은 '항문 용종'이라고 합니다. 착각하기 쉽지만, 둘 다 의학적으로는 '치핵'이 아닙니다.

치핵도 출구 변비가 원인

치질의 절반 이상을 차지하는 치핵은 혈관에 생긴 정맥류, 즉 혈관 덩어리입니다. 항문 주위에는 혈관이 모여 있는 '정맥총'이라는 혈관 덩어리가 있는데, 배변할 때 변의 무게나 압박으로 울혈 되었다가 원래대로 되돌아가는 사이클을 반복합니다. 그런데, 잔변이 있으면 항상 울혈 상태로 계속 부어 있어 원래대로 돌아가지 않는 상태가 되는데, 이것이 치핵입니다.

'치루(항문샛길)'는 항문 안쪽의 구멍에 변이 들어가 곪아서 고름이 배출되고 나면, 항문선 안쪽과 항문 바깥쪽 피부 사이에 '샛길(누관)'이라는 터널이 생겨 바깥쪽 구멍을 통해 분비물이 나오는 질병입니다. 잔변이 있으면 구멍에 변이 들어가 곪기 쉽습니다.

【주요 치질의 종류】

3대 치질 질환인 '항문 열창', '치핵(내치핵·외치핵)', '치루'가 엉덩이의 어떤 부분에 생기는지 살펴보겠습니다.

항문 열창(치열)

딱딱한 잔변이나 설사가 통과하여 항문이 찢어진 상태를 말한다. 변비가 잦은 여성들에게 많이 나타나며, 배변을 바로잡지 않으면 '찢어졌다가 낫는' 상태를 반복하게 된다. 또 만성화되면 '피부 꼬리'나 '항문 용종'의 원인이 되므로 빨리 대처해야 한다.

치핵(내치핵·외치핵)

치질 중에서도 가장 많으며, 항문 주위 정맥총에 생긴 혈관 덩어리를 말한다. 항문 안쪽에 생기는 '내치핵'은 점막 부분에 생기기 때문에 출혈이 일어나기 쉽지만 통증은 별로 없다. 항문의 바깥쪽에 생기는 '외치핵'은 거의 출혈을 일으키지 않는다.

치루(항문샛길)

항문에 있는 '항문음와(항문소와)'라는 작은 구멍으로 변이 들어가 곪으면, 쌓인 고름이 터널(샛길)을 만들어 바깥쪽 구멍을 통해 고름이 나온다. 설사가 잦은 남성에게 많이 나타나며, 변이 구멍에 들어가기 쉬우므로 잔변이 원인이 될 수도 있다. 고름이 쌓이면 통증과 발열을 동반하기도 한다.

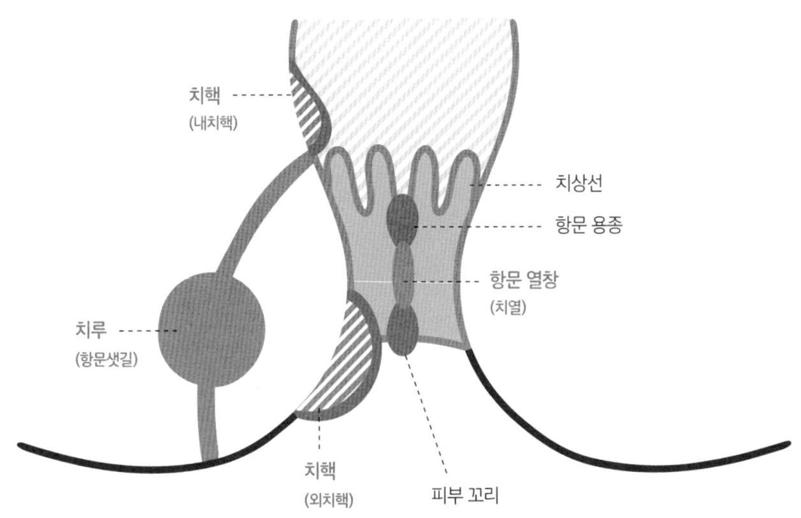

피부 꼬리와 항문 용종은, 각각 피부의 '처짐'과 '덩어리'를 말하며 치핵은 아니다.

치질에 걸리지 않기 위해 유의할 사항

출구 변비가 있는 사람은 생활 습관을 바꾸면 치질을 예방할 수 있습니다.

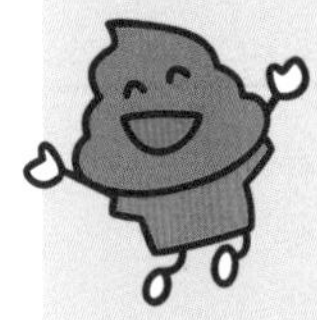

Point ❶

변의를 참지 않는다

치질의 원인이 되는 잔변은 원래 변의를 참은 것이 계기가 되어 생긴 것입니다. 몸은 배변 준비가 되어 있는데 화장실에 가는 것을 참으면, 변의는 사라져도 변은 출구에 그대로 머물러 있습니다. 변의가 사라진 후에 화장실에 가면 변이 잘 나오지 않으며, 무리하게 배설해도 항문 안에 변이 남기 쉽습니다. 변의를 참는 것은 '변을 모아두는 훈련'을 하는 것과 같다는 사실을 기억하고 가능한 한 변의를 참지 않도록 합니다.

Point ❷

몸을 차게 하지 않는다

'냉증은 만병의 근원'이라는 말이 있듯이, 몸이 차가워지면 근육이나 혈관이 수축하면서 혈액 순환이 나빠지므로 여러 가지 문제를 초래합니다. 엉덩이도 예외는 아니므로 울혈로 인해 치질이나 통증이 생기기 쉽습니다. 겨울이 되면 치질이 악화하는데, 냉증인 여성 중 치질로 고민하는 사람이 많은 것은 바로 이런 이유 때문입니다. 최근에는 여름에도 몸이 차가운 사람이 많은데, 가능한 한 따뜻한 욕조에 몸을 담가 몸을 차갑지 않게 하는 것이 좋습니다. 다만, 상처 난 부분이 곪아 있는 '치루'의 경우에는 물이 너무 따뜻하면 상태가 악화되기 쉬우므로 주의해야 합니다.

Point ❸

술을 자제한다

술을 마시면 말초 혈관이 확장되면서 혈류량도 늘어나기 때문에, 항문 부근의 정맥총에 울혈이 일어나 치핵의 원인이 됩니다. 또 알코올을 많이 섭취하면 수분과 미네랄 흡수가 잘되지 않아 무른 변이나 설사가 되면서 항문 열창이나 치루의 위험성이 높아집니다. 술은 치질의 원인이 될 뿐만 아니라 모세혈관을 파열시켜 치질 출혈을 일으키기 쉬우므로 과음하지 않도록 주의합니다.

Point ❹

항문의 혈액 순환을 좋게 한다

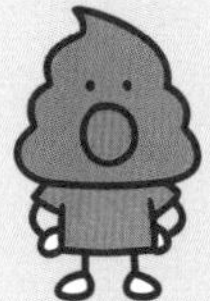

심장은 펌프 역할을 통해 온몸에 혈액을 순환시키는데, 다리에서 심장으로 혈액이 돌아올 때는 종아리 근육이 펌프 역할을 담당합니다. 따라서 장시간 서 있거나 앉아 있는 자세가 지속되면 혈액 순환이 나빠져서 다리가 붓기도 합니다. 이는 하체에 있는 항문도 마찬가지입니다. 특히 치핵의 경우 저녁이 되면 울혈로 인해 부풀어 오른 돌기가 항문 밖으로 빠져나오기도 합니다. 항문의 울혈을 방지하기 위해서라도 가끔 몸을 움직이는 것이 좋습니다.

Point ❺

수분을 자주 섭취한다

인간의 몸은 약 60%가 수분으로 이루어져 있습니다. 체내 수분이 부족하면, 몸속 세포에 산소와 영양소를 운반하는 혈액에 수분을 공급하기 위해, 대변의 수분이 거꾸로 장에서 빠져나갑니다. 그로 인해 대변이 딱딱해지면서 변비나 치질을 유발합니다. 또 수분 부족은 변비뿐만 아니라 열중증(높은 온도에 장시간 노출되면 체온 조절 기능을 상실하여 체온이 비정상적으로 상승)이나 뇌경색, 심근경색 등 여러 가지 건강 장애의 요인이 되기도 합니다. 하지만 한 번에 많은 양의 물을 섭취하면 오히려 몸 상태가 나빠질 수도 있습니다. 따라서 목이 마르기 전에 조금씩 자주 수분을 섭취해 주는 것이 중요합니다.

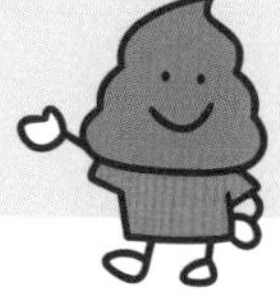

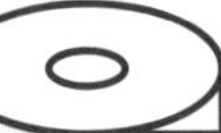

엉덩이를 지나치게 씻는 문제, 다시!

온수 세정 습관화로 속출되는 엉덩이 문제

얼마 전까지만 해도 의사들도 온수 세정 변기 사용을 권했기 때문에 놀랄 수도 있습니다. 하지만 최근 엉덩이를 너무 많이 씻거나 관리를 너무 많이 해서 생기는 폐해가 문제 되고 있습니다. 엉덩이를 너무 많이 씻으면 치질을 비롯한 여러 가지 문제를 초래합니다. 지나치게 씻으면 피부를 보호하는 피지막이 벗겨져 피부가 건조해지고 뻣뻣해져서 가려움증을 유발할 수 있습니다. 또 온수 세정 변기의 수압 때문에 피부가 손상되어 염증이 생기기도 합니다. 심해지면 피부암을 초래하는데, '지나침은 모자람과 같다'는 말이 됩니다. 엉덩이 세정은 적당한 것이 중요합니다.

'과잉 위생 증후군'의 각종 폐해

온수 세정 변기로 지나친 세정을 하는 것이 원인이 되어 나타나는 증상은 아주 다양합니다.

- 항문이 새하얗게 된다.
- 항문이 새까맣게 된다.
- 기미나 구진이 생긴다.
- 항문이 땅긴다.
- 항문이 끈적끈적, 반들반들, 따끔따끔하다.
- 항문 열창이 된다.
- 성병에 걸린다.

이러한 증상은 입욕이나 엉덩이 관리 용품 사용에 따른 지나친 위생 습관도 원인이 됩니다. 그래서 저는 이것을 '과잉 위생 증후군'이라는 이름으로 학회에서도 발표했습니다.

당신도 혹시 과잉 위생 증후군?

아래에 제시하는 위생 습관 중 해당하는 항목에 체크해 보세요. 만약 하나라도 해당하는 것이 있다면 엉덩이를 너무 많이 씻고 지나치게 관리한다는 뜻입니다.

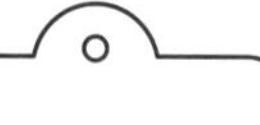

온수 세정 변기에 관해서

- ☐ 배변에 관계 없이 화장실에 갈 때마다 사용한다
- ☐ 집 이외의 화장실에서도 사용한다
- ☐ 온수로 항문을 자극하면서 배변한다
- ☐ 배변 후에는 15초 이상 세정한다

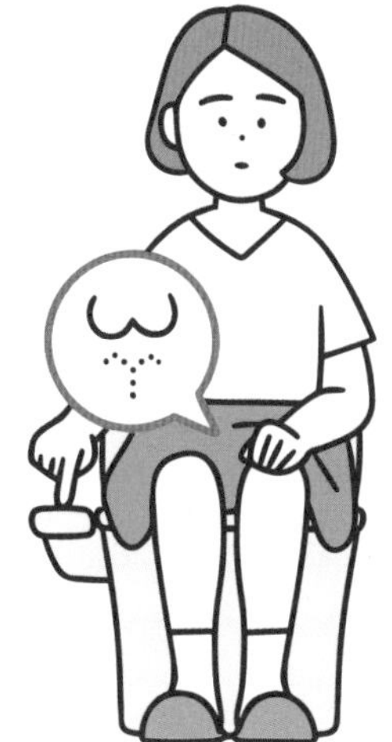

입욕에 관해서

- ☐ 항문에 샤워기를 직접 대고 씻는다
- ☐ 항문부나 외음부를 손으로 문질러 씻는다
- ☐ 항문이나 외음부를 비누나 바디 워시로 씻는다

위생 습관에 대해서

- ☐ 아기용 물티슈, 물티슈 등으로 항문을 닦는다
- ☐ 상처용 소독액으로 항문을 소독한다

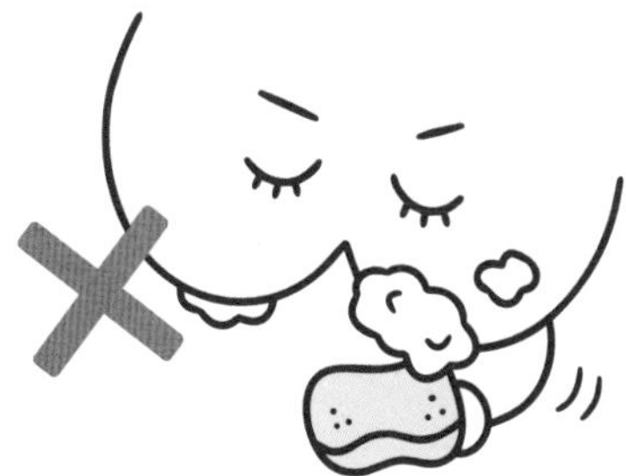

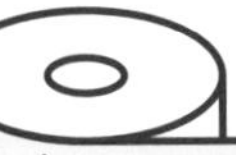

엉덩이 세정이 오히려 엉덩이를 병들게 한다

지나친 관리가 오히려 독으로! 세정 용품이 엉덩이를 병들게 한다

전 세계적으로 깨끗한 것을 좋아하는 나라로 유명한 일본에서는 아기용 물티슈, 물티슈, 청정면(멸균제), 항문 전용 스프레이 등 다양한 엉덩이 관리 용품이 판매되고 있습니다. 특별히 문제가 없는 사람도 예방 차원에서 사용하기도 합니다. 하지만 이런 관리 용품을 사용하기 시작하자 엉덩이 상태가 나빠졌다는 사람이 많습니다. 그런 사람의 엉덩이는 염증이 생겨 항문 주위가 새빨갛게 되어 있거나, 기미나 구진투성이로 비참한 상태가 되어 있기도 합니다.

엉덩이를 깨끗하게 관리하기 위해 했던 일이 오히려 엉덩이를 병들게 한 것입니다.

소독액이나 소독약으로 엉덩이를 닦지 말 것

엉덩이 관리 용품 때문에 접촉성 피부염이 생겨 피부가 변색하는 등 이상 증상을 느끼면 즉시 사용을 중지해야 합니다. 특히 소독액으로 항문을 소독하는 것은 위험한 짓입니다. 피부에는 약 수백억 개의 상재균이 존재하는데, 소독액은 유해균뿐만 아니라 유익균까지 죽여서 상처가 치유되는 것을 방해합니다. 따라서 치질 수술 후에도 상처는 소독하지 않아야 합니다(치루, 농피증 수술 후는 제외).

또 관리 용품에는 방부제 같은 다양한 화학 물질이 들어 있습니다. 민감한 피부를 손상되지 않게 하기 위해서라도 가능한 한 관리 용품은 사용하지 말고, 사용할 때는 반드시 성분 표시(→ P.77)를 확인해야 합니다.

【좌욕 추천】

엉덩이가 더러워서 신경이 쓰일 때는 좌욕으로 더러움을 제거하는 것이 좋습니다.

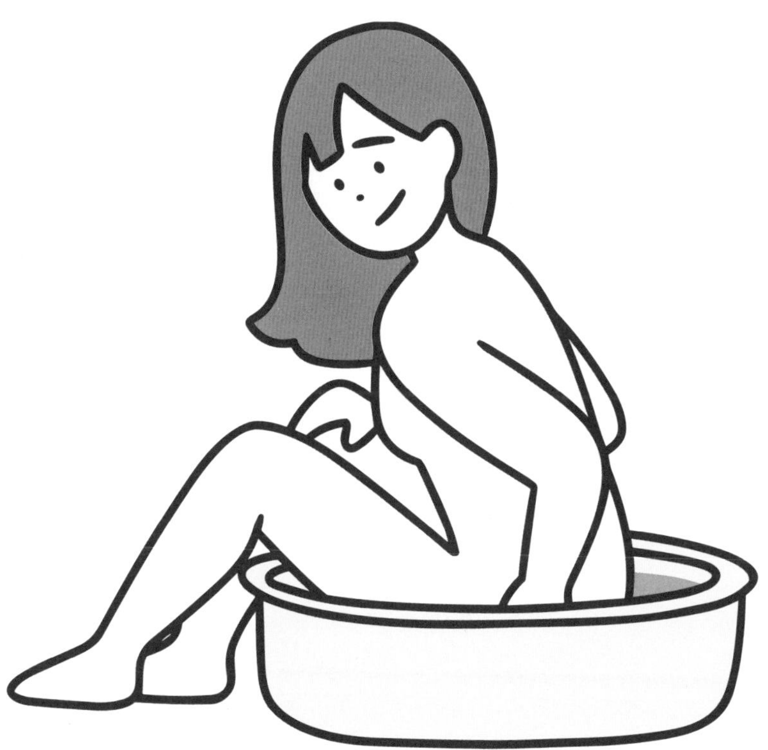

엉덩이가 잠길 정도의 큰 대야에 미지근한 물을 채운다(욕조에 적은 양의 온수를 채워도 됨). 물속에 엉덩이를 담그고, 부드럽게 물을 끼얹으면서 더러운 부분을 씻어낸다. 절대로 문지르지 않도록 주의한다.

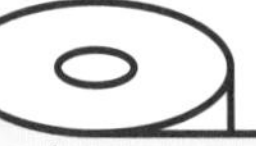

가려움증의 원인은 대변

가려움증은 대부분 '항문 소양증'이 원인

치질과 함께, 엉덩이 문제로 많이 고민하는 것이 '가려움증'입니다. 그중에서도 피부병이나 곰팡이가 원인이 아닌 가려움일 경우 압도적으로 많은 것이 '항문 소양증'입니다. 이것은 두드러기처럼 몸의 내부에서 생겨 나온 습진이 아니라, 스스로 긁거나 문지르거나 씻거나 피부를 자극해서 인공적으로 만들어 낸 습진입니다.

이 습진의 원인도 출구 변비와 관련이 있습니다. 변이 완전히 나오지 않았기 때문에 엉덩이를 여러 번 닦거나 씻다 보면 피부가 거칠어지고 항문 소양증이 되며, 씻을수록 더욱 가려워지는데 긁으면 습진이 심해집니다.

올바른 손질과 과도한 위생 습관 개선

항문 소양증이 있는 사람의 엉덩이는 출구 변비 문제뿐만 아니라, 너무 씻거나 지나친 관리로 인해 피지막이 없어지거나 피부의 장벽 기능이 손상되기도 합니다. 따라서 치료할 때는 가능한 한 피부에 자극을 주지 않도록 주의해야 합니다.

우선은 P.75과 같은 '올바른 엉덩이 관리'를 통해 위생 습관을 개선해야 합니다. 약을 바르면 일시적으로 증상이 개선되지만 잔변이 있으면 재발 확률이 높기 때문입니다.

바르는 약은 습진이 심할 경우 스테로이드를 사용하지만, 경증일 경우에는 '올바른 엉덩이 관리'를 실행하면서 바셀린이나 연고를 바르기만 해도 기분이 좋아집니다.

【올바른 엉덩이 관리】

올바른 엉덩이 관리법으로 엉덩이 문제를 예방하고 개선해 보세요.

세정 방법

✕ 온수 세정 변기를 사용하지 않는다

항문을 자극하지 않기 위해 온수 세정 변기는 사용하지 말고 휴지로 가볍게 닦기만 한다(→ P.92).

✕ 입욕할 때 비누 세정은 금지

입욕할 때 비누나 바디 워시로 엉덩이를 씻지 않는다.

✕ 엉덩이에 샤워기로 직접 쏘지 않는다

항문에 샤워기를 직접 쏘거나 손으로 문지르지 않는다.

엉덩이는 우리가
생각하는 것보다
더 민감해요!

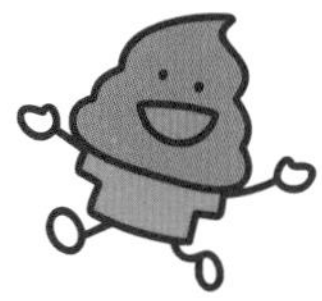

닦는 법

✕ 3회 이상 닦지 않는다

배변 후 닦아내는 것은 3회까지. 그래도 휴지가 더럽다고 생각되면 '좌욕'을 추천한다(→ P.73).

✕ 물티슈 등을 사용하지 않는다

시판되는 엉덩이 관리 용품은 접촉성 피부염의 원인이 되므로 사용하지 않는다.

✕ 소독하지 않는다

알코올 등의 강한 자극은 가려움증뿐만 아니라 따끔따끔한 통증의 원인이 되기도 한다.

엉덩이에
사랑을!

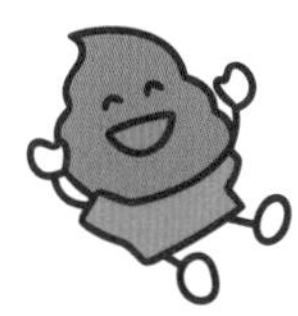

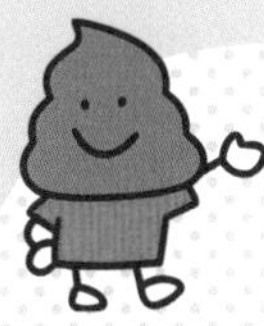

엉덩이를 너무 많이 씻으면 발생하는 문제

얇고 민감한 항문 주변의 피부는 사소한 자극에도
상처를 입어 여러 가지 증상을 일으킵니다. 다음과 같은 문제가
초래되지 않기 위해서라도 너무 많이 씻지 않도록 주의합니다.

- 항문이 끈적끈적하다
- 항문이 번질번질거린다
- 항문이 따끔거린다
- 항문 열창
- 항문이 새하얗다!
- 항문이 새까맣다!
- 항문이 기미투성이다
- 항문에 구진이 생긴다
- 항문이 땅긴다
- 성병

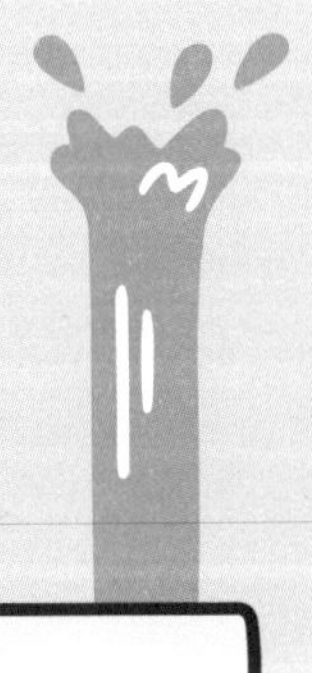

시판 중인 엉덩이 관리 용품에 들어 있는 성분

물티슈 등을 엉덩이 이외 다른 곳에 사용할 때도
아래의 성분에 대해서는 주의해야 합니다.

성분명	특징	주요 증상
염화칼슘	흡습성을 높이기 위해 제품에 들어 있기도 함	피부에 자극성이 있으며, 따끔거리거나 가려움증의 원인이 됨
라우레스-9	비이온계 계면활성제, 침투성 높음	피부에 자극성이 있음
프로필렌글리콜(PG)	침투성이 높음	가벼운 자극성이 있음
트리클로로칼반, 폴리아미노프로필 바이구아니드, 아이오도프로피닐 부틸카바메이트	방부제로 사용되는 경우가 많음	독성을 알 수 없으며 인체에 영향을 미칠 가능성이 있음
염화벤잘코늄(벤잘코늄 클로리드)	방부제로 널리 사용되고 있음	사람에 따라서는 자극 증상이 있음

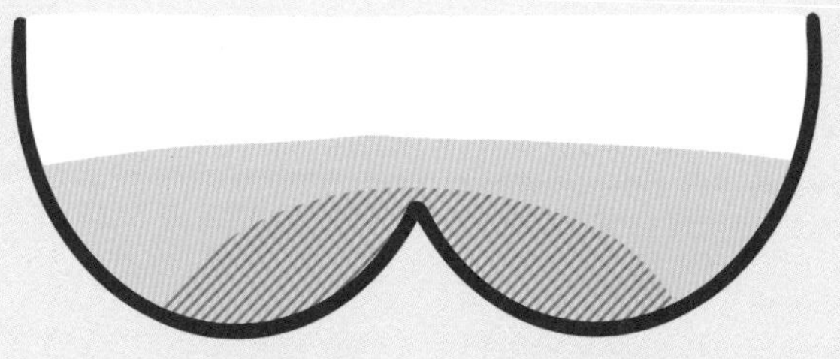

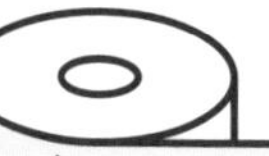

엉덩이와 얼굴의 이상한 관계

엉덩이의 문제가 얼굴에 나타난다고?

엉덩이에 문제가 있는 사람은 여드름으로 고민하는 경우가 많은데, 특히 입 주위나 턱에 뾰루지가 나옵니다. 열심히 장활을 하거나 피부 미용실에 다니고 피부과에서 처방받은 약을 사용해도 잘 낫지 않기 때문에, 결국 피부 때문이라고 생각하고 포기하는 경우도 적지 않습니다.

이런 사람들에게 '올바른 엉덩이 관리'법(→ P.75)을 지도하고, 출구 변비를 개선하면 2주 만에 피부가 몰라볼 정도로 깨끗해집니다. 흔히 입 주변의 여드름은 위장이 약할 때 나타나는 증상이라고 하지만, 좀처럼 낫지 않는 여드름은 변비 때문이기도 합니다.

얼굴과 엉덩이에 기미가 동시에?

매일 배변을 하는데도 여드름이 낫지 않는 사람은 종종 엉덩이뿐만 아니라 얼굴과 몸도 너무 많이 씻기 때문입니다. 그리고 얼굴이 빨갛게 짓무른 사람은 엉덩이도 빨갛게 짓물러 있고, 얼굴에 기미가 있는 사람은 엉덩이에도 기미가 있는 등 얼굴과 엉덩이가 같은 상태가 되는 일이 신기하게도 많습니다.

엉덩이의 기미는 자외선 때문이 아니라 피부를 보호하는 피지막이 없어지고, 그 대신 기미나 점의 원인인 '멜라닌'을 만드는 '멜라노사이트'라는 색소 세포가 활성화되어 생긴 것입니다. 너무 많이 씻는 것이 원인이 되므로 씻는 것을 멈추면 피지막이 부활해서 기미가 옅어집니다.

\ 또 한 가지! /

【출구 변비 문제】

출구 변비가 원인이 되어 발생하는 문제는 지나치게 많이 씻는 것 외에, 다음과 같은 증상도 어쩌면 변비 때문일 수도 있습니다.

트림

잔변이 항문 속에서 부패하여 생긴 가스는 대개 방귀가 되어 나온다. 하지만 방귀를 참으면 가스가 장으로 이동해서 장내에 가스가 차면서 배가 더부룩해진다. 나아가 복부 팽만을 유발하여 트림이 나오기 쉽다.

빈뇨

잔변의 압박으로 인해 방광이 작아지면, 방광은 소변을 충분히 모으지 못하고 조금만 쌓여도 요의를 느끼게 된다. 그 결과 빈뇨가 되지만, 반대로 평소에 빈뇨나 요실금으로 어려움을 겪고 있는 사람은 수분 섭취를 억제하기 때문에 변비가 되기 쉬워 악순환이 반복되기 쉽다.

방광염

잔변이 완전히 나오지 않으면 휴지로 깨끗이 닦아낼 수 없고, 몇 번이나 닦아도 휴지에 변이 묻어난다. 또 닦을 때 뒤에서 앞쪽으로 닦으면 휴지에 묻은 변이 요도 부근에 묻어서 대장균 등의 세균이 요도를 통해 방광으로 들어가 방광염의 원인이 된다.

생리통

여성의 경우 생리 전에는 여성 호르몬의 변화에 따라 장의 연동 운동이 둔화하므로 변비에 걸리기 쉽다. 생리가 시작되면 변비 증상은 해소되지만, 이번에는 자궁을 수축시키는 프로스타글란딘이 분비됨에 따라 생리통을 동반한 설사를 일으키기 쉽다.

— Check Sheet —

출구 변비 체크 시트

아래의 체크 표에서 해당하는 항목에 ✓를 해 보세요.
1개라도 해당하는 것이 있으면 요주의,
3개 이상이면 상당히 위험한 상태,
5개 이상이면 틀림없이 '출구 변비'입니다.

- ☐ 배변을 참는 경우가 많다
- ☐ 처음에 나오기 시작하는 대변이 딱딱하다
- ☐ 하루에도 몇 번씩 나온다
- ☐ 온수 세정 변기를 애용하고 있다
- ☐ 배가 자주 불룩해진다
- ☐ 방귀가 자주 나오고 냄새가 난다
- ☐ 동글동글하고 딱딱한 변이 많다

☐ 엉덩이를 닦는 횟수가 많다

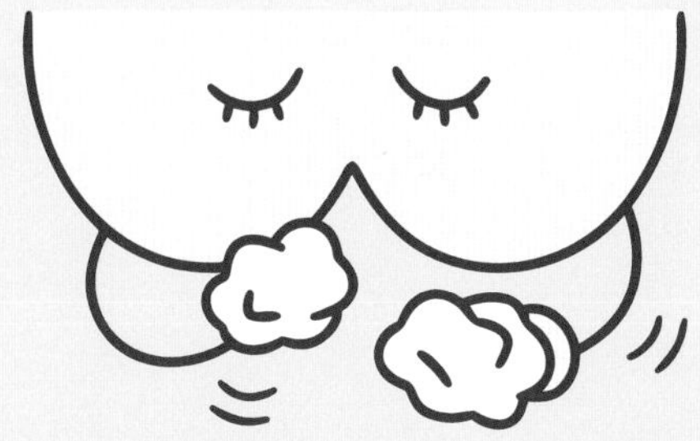

☐ 배변은 1주일에 3회 이하

☐ 속옷에 대변이나 변즙이 묻어 있는 경우가 있다

☐ 배변을 해도 개운한 느낌이 들지 않는다
= 잔변감이 있다

☐ 가끔 항문이 찢어져서 피가 난다

☐ 변비와 설사를 반복한다

☐ 설사약을 먹어도 변비가 낫지 않는다

☐ 장활을 해도 변비가 낫지 않는다

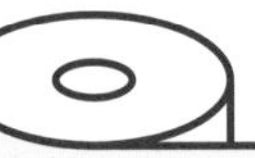

뱃속의 변비도 알아 두자

장활을 돕는 식품이 변비를 악화시킨다고?

변비라고 하면 '배(대장)의 변비'를 말하는 것이 일반적입니다. 권두에서 살펴보았듯이 배의 변비에는 '이완성 변비'와 '경련성 변비'가 있는데, 둘 다 대장의 기능이 저하됨에 따라 발생합니다.

불균형한 식생활, 수분 부족, 과도한 다이어트, 스트레스, 이로 인한 장내 환경 악화 등 그 원인은 다양합니다. 대부분은 장내 유익균을 증가시켜서 장내 환경을 정비하면 개선되지만, 경우에 따라서는 'SIBO'(우측 참조)처럼 유익균이 들어 있는 요구르트 등을 섭취하면 증상이 악화될 수 있으므로 주의해야 합니다.

전신 이상 증상에도 관련된 'SIBO'에 주목

최근 소장에서 일어나는 'SIBO(소장 세균 과증식)'이라는 장내 세균의 증가가 다양한 몸의 이상 증상을 일으키는 것으로 나타났습니다. 즉 여러 가지 요인에 의해 소장 내에 세균이 증식하여 다량의 가스가 발생함에 따라 변비를 비롯한 복부 팽만, 방귀, 설사 등의 증상을 일으키는 것입니다. SIBO가 생기면 '과민성 장 증후군(→ P.83)'처럼 일반적인 검사로는 장에 이상이 없는 질병이나, 원인불명의 염증을 일으키는 '궤양성 대장염(→ P.84)', '크론병(→ P.87)' 등 만성적인 배변 장애를 일으키는 질환을 유발할 확률이 높은 것으로 알려져 주목받고 있습니다.

01 과민성 장 증후군

원인

원인은 명확하게 밝혀지지 않았으나 스트레스, 자율신경실조증 등으로 인해 장이 자극에 대해 과민해져서 배변 장애를 일으키는 것으로 추측된다. 대장 내시경이나 엑스선 검사로 확인되는 특정 질환은 없지만 복통이나 복부 팽만감 같은 몸의 이상 증상, 배변 장애가 수개월 이상 계속될 때 가장 먼저 추측할 수 있는 질병 중 하나다.

증상

복통에 동반된 변비와 설사의 양상에 따라 '설사형', '변비형', 설사와 변비를 며칠마다 반복하는 '혼합형', '분류 불능형'의 4가지 유형으로 분류된다. 변비나 설사 외에 하복부통, 팽만감, 가스 대량 발생 등의 증상이 많이 나타나며, 스트레스를 받으면 모든 증상들이 악화된다. 젊은 층에 많이 나타나며 피부가 거칠어지고 비만, 불면, 두통, 나른함, 자율 신경 실조증 등도 일으킨다.

변비와의 관계

배변이 주 3회 이하인 경우를 '변비형'이라고 한다. 여성에게 많으며 배변할 때 복통이 심하고, 배에 힘을 세게 주지 않으면 배변을 할 수 없다. 작고 딱딱하며 동글동글한 변이 나오며 잔변감이 남는다. 남성에게 많은 '설사형'은 갑자기 심한 복통이 일어나고 물 같은 설사가 나온다.

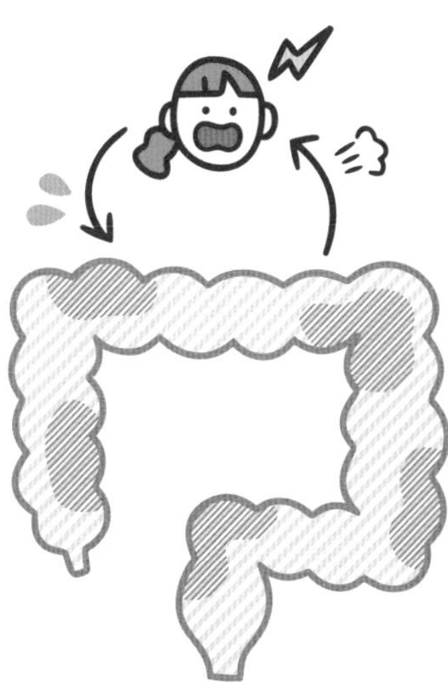

'설사형'이나 '혼합형'에서 나타나는 설사는 일단 복통이 일어나면 변의를 참을 수 없으므로 외출이 불안해지는 등 일이나 생활에 악영향을 주기 쉽다.

02 궤양성 대장염

원인

면역 기능이 정상적으로 작동하지 않는 자가 면역 질환이나 스트레스가 원인이며, 뚜렷한 원인은 아직 밝혀지지 않았다. 발병 연령은 남녀 통틀어 20대에 가장 많이 나타나지만, 젊은 사람부터 고령자까지 다양한 연령대에서 발병한다. 장기간의 치료가 필요하므로 일본에서는 '지정 난치병'으로 분류되어 의료비 지원 대상(한국에서는 '중증난치질환 산정 특례' 적용을 받음)이다.

증상

대장 점막에 '미란(짓무름)', '궤양'이 생기는 염증성 질환이다. 설사, 혈변, 복통을 일으키며 중증이 되면 발열, 체중 감소, 빈혈 등의 증상이 나타나는데 염증의 부위나 강도에 따라 나타나는 방식이 다르다. 직장에서 시작되어 점차 위쪽으로 진행되는데, 연속적으로 대장을 침범하고 병적인 변화가 흩어져 있지 않고 모두 연결된 성질이 있으며, 증상이 악화되는 시기(재발)와 안정되는 시기(관해)를 반복하는 것이 특징이다.

변비와의 관계

항문에 가까운 직장에 궤양이나 염증이 생기면 출구 부근에 통증을 느끼게 된다. 따라서 변이 나오기 어려워 잔변이 생길 수도 있다. 배변 시 출혈을 동반하기 쉬운데, 치질로 인한 출혈과 자주 오인된다. 무른 변과 설사가 많고, 항문을 크게 열지 않아도 변이 나오기 때문에 변이 가늘어지기 쉽다.

직장에서 시작된 염증이 서서히 대장을 거슬러 올라가 심해지면 대장 전체에 염증을 일으키기도 한다.

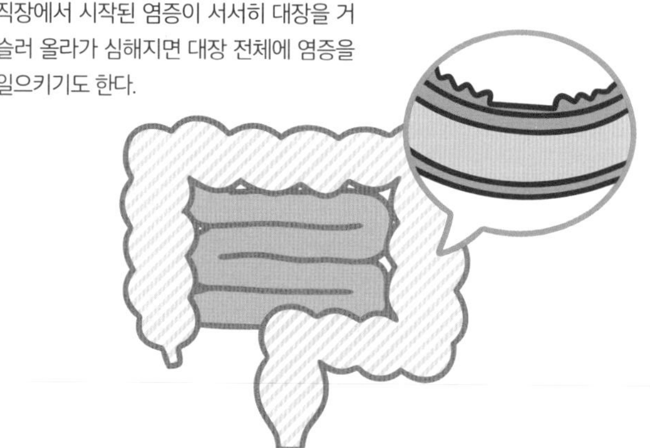

03 장 누수 증후군

원인

글루텐이나 카제인 등에 의해 장의 점막에 틈이 벌어져, 본래 통과해서는 안 되는 독소나 세균, 소화되지 않은 음식 등의 유해 물질이 장에서 체내로 새어 나가는 것을 '장 누수 증후군'이라고 한다. 장 누수 증후군의 '장 누수'는 새는 장이라는 뜻이다.

증상

이물질이 체내에 침투함으로써 면역력이 저하되어 염증 반응이나 알레르기 반응이 일어난다. 복통이나 소화불량, 식욕 저하, 복부 팽만 등 소화기 장애 외에 근육통, 관절통, 속쓰림, 숨이 참, 불면, 기억력 저하, 피로감, 아토피성 피부염, 과민성 장 증후군 등 다양한 증상을 일으킨다.

변비와의 관계

장내 세균의 이상 번식으로 인해 장내 세균의 균형이 깨져 유해균이 우세하게 되면 음식물을 분해할 때 황화수소, 암모니아, 메틸메르캅탄 등의 악취를 동반한 가스가 발생하므로 방귀나 대변에서 냄새가 난다.

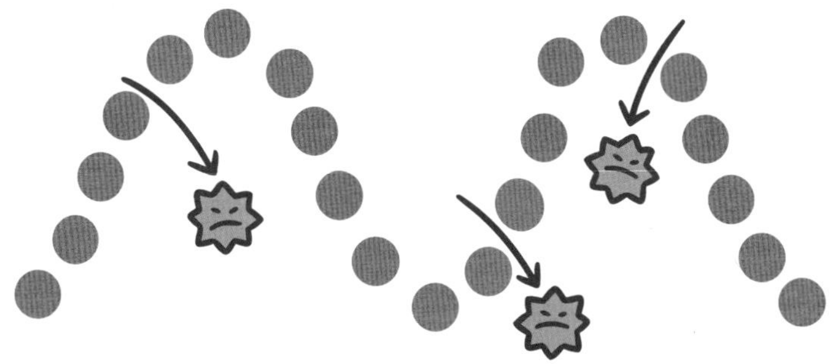

장 점막의 틈으로 몸에 들어가서는 안 되는 유독한 세균이나 독소 등이 혈액으로 들어가 전신에 영향을 미친다.

04 SIBO

원인

여러 가지 요인으로 소장 내에서 장내 세균이 지나치게 증가함에 따라 소장 내에 가스가 비정상적으로 발생하는 질병이다. SIBO란 '소장 세균 과증식(Small Intestinal Bacterial Overgrowth)'의 약칭이다. 배의 이상 증상이 있는데 검사를 해도 원인을 알 수 없는 경우에는 'SIBO'일 가능성이 상당히 의심된다.

증상

장내에 발생한 대량의 가스가 복부를 압박해서 복부 팽창, 비정상적인 트림, 위산 역류, 변비와 설사 반복 등의 증상이 나타난다. 또 뇌와 장이 서로 영향을 주는 '뇌와 장의 상호작용'의 관계가 있으므로, 장의 이상 증상은 불면, 우울 등의 정신 증상을 비롯하여 빈혈, 비정상적인 면역 시스템 등 전신적인 문제를 일으키는 원인이 되기도 한다.

변비와의 관계

장내에 수소가스가 많이 나오면 '설사형', 메탄가스가 많이 나오면 '변비형'이며, 두 가스 모두 나오는 경우에는 '변비형'인 경우가 많다. 변비형은 '고세균'이라는 생물이 장내에서 발생한 수소를 소비할 때 발생하는 메탄가스가 장의 운동을 억제하므로 변비에 걸리기 쉽다.

<변비형 SIBO의 경우>

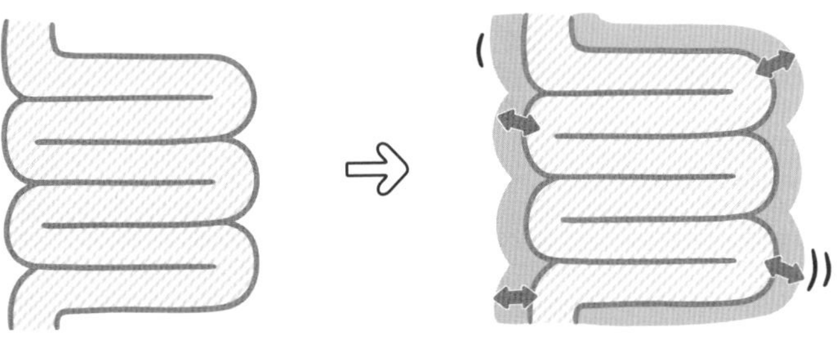

소장에 메탄가스가 증가

'변비형'에서는 장내의 고세균이 수소를 소비할 때 발생하는 메탄가스가 장의 운동을 억제해 변비의 원인이 된다.

장의 풍선화

장관이 풍선처럼 팽창했다가 수축하는 것을 반복하면서 점차 장 점막에 장애가 발생한다.

05 | 크론병

원인

'궤양성 대장염'과 함께 소화관에 염증을 일으키는 '염증성 장 질환'이다. 주로 대장에 염증이 생기는 궤양성 대장염과 달리, 크론병은 입에서 항문까지 소화관의 모든 부위에 염증이 생길 수 있다는 것이 특징이다. 발병 원인은 아직 확실하지 않으며 10~20대의 젊은 층에서 많이 발병한다. 남녀 비율은 약 2대 1로 남성에게 많이 나타난다.

증상

주요 증상은 설사, 복통, 혈변, 발열, 체중 감소, 권태감, 빈혈 등이다. 염증이 강하게 나타나는 '활동기'와, 치료에 따라 증상이 가라앉는 '관해기'를 반복하면서 서서히 진행되는 경우가 많다. 병변 부위에 따라 크게 '소장형', '대장형', '소장·대장형'으로 분류된다.

변비와의 관계

설사 증상이 많지만, 염증으로 인해 장관이 좁아져서 변이 통과하기 어려워지거나, 막혀서 변비를 일으킬 수도 있다. 잔변감, 혈변, 점액변, 설사, 복통 외에 더 진행되면 복부의 심한 통증, 체중 감소, 발열 등의 전신 증상도 나타난다.

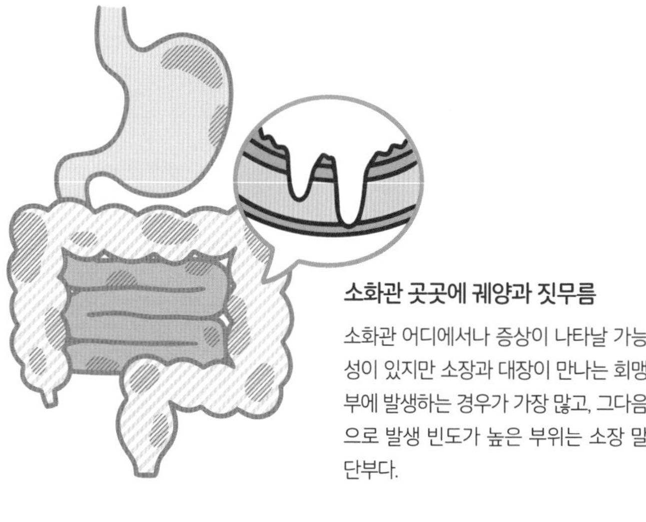

소화관 곳곳에 궤양과 짓무름

소화관 어디에서나 증상이 나타날 가능성이 있지만 소장과 대장이 만나는 회맹부에 발생하는 경우가 가장 많고, 그다음으로 발생 빈도가 높은 부위는 소장 말단부다.

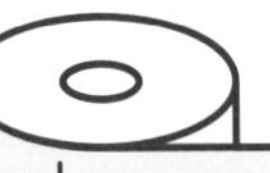

이중 변비는 진단하기 어렵다

수면 아래에서 이중 변비가 증식하고 있다

지금까지 '배의 변비'와 '출구 변비'에 대해 살펴보았습니다. 그런데 양쪽 변비를 모두 안고 있는 '이중 변비'인 경우가 있는데, 우리 병원을 찾아오는 변비 환자의 약 20%가 여기에 해당합니다. 하지만 애초에 배의 변비로는 항문과를 찾지 않는다는 점, 또 출구 변비를 자각하는 사람이 적다는 점에서 실태를 파악하기는 어렵습니다. 따라서 실제로는 더 많은 사람이 이중 변비를 안고 있을 것으로 짐작합니다.

배와 출구, 어느 쪽 변비가 먼저 시작되었는지는 사람마다 다르고 증상도 다양하지만, **출구 변비의 증가와 함께 이중 변비로 고생하는 인구도 분명 증가하고 있을 것입니다.**

변비를 자각하고 + 좌약으로 체크!

이중 변비 진단은 우리 병원의 경우 좌약을 사용해서 확인합니다. 변비를 자각하고 있고, 좌약을 넣어도 변이 나오지 않는 사람은 출구(직장, 항문)까지 변이 내려오지 않았다는 뜻이므로 배의 변비입니다.

출구 변비는 많은 사람이 변비를 자각하지 못하기 때문에, **배의 변비를 자각하고 있고 좌약을 넣어 변이 나오는 사람은 이중 변비라고 할 수 있습니다.**

마찬가지로 배의 변비를 자각하고 있고 치질이 있는 사람도, 배와 출구 양쪽에서 정체를 일으켜 막혀 있는 이중 변비일 가능성이 높습니다.

이중 변비일 경우에도 P.106부터 나오는 생활 개선법을 실천해 보시기 바랍니다.

【이중 변비일 수도 있다면 식생활부터】

배와 출구, 양쪽에서 변비가 일어나고 있을 가능성이 높은 사람은,
먼저 필수적으로 식생활부터 개선해야 합니다.

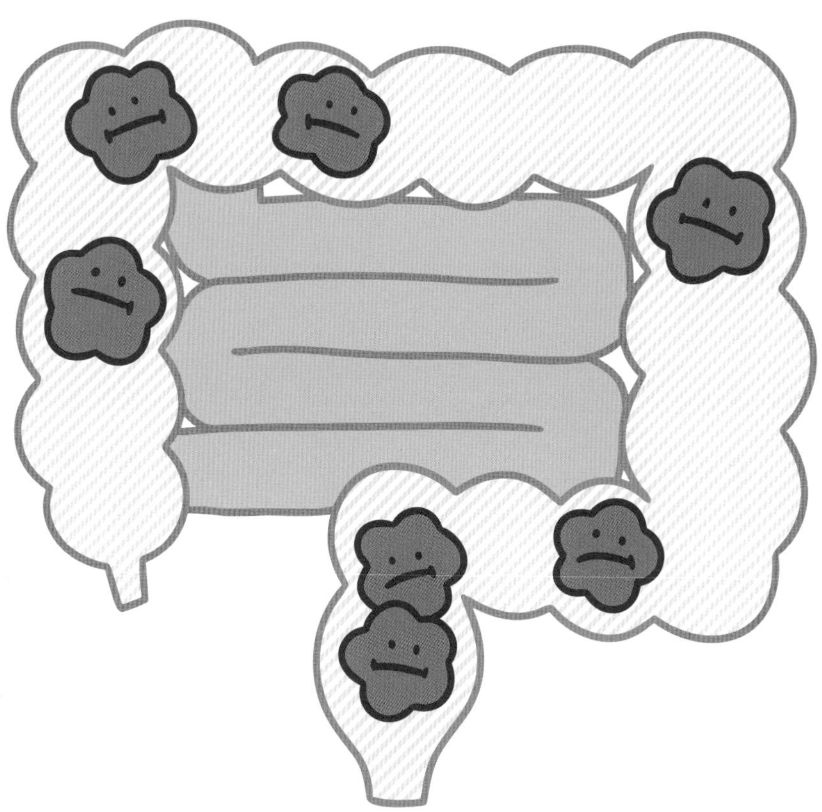

'3일에 하루만 나온다', '복부 팽만감으로 괴롭다' 등 증상은 다양하다. 주로 병원에서는 좌약을 넣어 직장과 항문에 변이 쌓여 있는지부터 확인한다.

출구 변비 상담실

출구 변비에 관해 궁금해하는 분들의 비교적 다양한 질문에 대답해 드립니다.

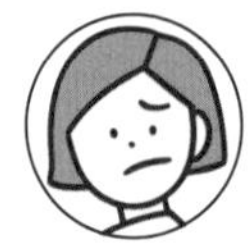

방귀 횟수가 많아서 힘들어요

방귀의 원인은 식사할 때 코나 입으로 삼킨 공기와, 장내 세균이 음식물을 소화하는 과정에서 발생한 가스이므로 원래 냄새가 없습니다. 방귀의 횟수에는 개인차가 있지만, 기본적으로 가스가 발생해서 방귀로 나온다는 것은 장내 세균이 활발하게 활동하고 있다는 증거입니다.

방귀의 횟수가 갑자기 증가하거나 냄새가 날 때는 변비나 불규칙한 생활, 스트레스 등을 생각할 수 있으며, 위염 등 소화기계 질환이나 과민성 장 증후군, 대장암 등의 질병도 원인으로 생각할 수 있습니다.

걱정된다면 부끄러워하지 말고 진료를 받아 원인을 확인하는 것이 좋습니다.

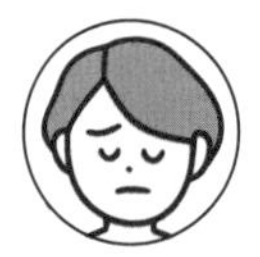

설사약을 먹고 변을 봐도 딱딱한 변이 남아 있어요

설사약에는 변을 부드럽게 하는 것, 팽창시켜서 부피를 늘리는 것, 연동 운동을 촉진하는 것 등 다양한 유형이 있는데, 모두 장에 작용합니다. 직장이나 항문에 남아 있는 변에는 설사약이 효과가 없기 때문에 처음에 나오는 변이 딱딱한 상태로 있는 것입니다.

출구 변비의 경우, 항문과에서는 직장을 자극해서 쌓여 있는 변을 내보내 주는 '좌약'이나 '관장제'를 줍니다. 하지만 사람들 대부분이 출구 변비를 자각하지 못하기 때문에 변비에는 당연히 설사약을 처방받아야 한다고 믿고 있습니다. 적절한 치료를 위해서라도 먼저 자신의 변비가 어디에서 일어나고 있는지 아는 것이 중요합니다.

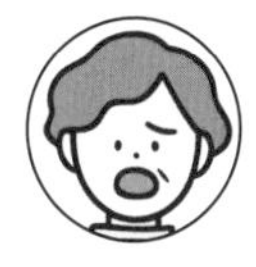

아무래도 가족 앞에서 방귀를 뀔 수는 없어요

방귀를 참는 사람은 대체로 변의도 참는 경우가 많아서 출구 변비에 걸리기 쉽습니다. 대변이 출구에 있으면 장내에 쌓인 가스가 출구 부근의 대변 냄새를 끌고 나와 방귀에서 냄새가 나므로 점점 더 방귀를 참게 됩니다. 방귀를 참으면 항문에 공기압이 가해져 울혈 상태가 되고, 이런 상태가 오랫동안 계속되면 간접적으로 치핵의 요인이 됩니다. 또 가스는 가볍기 때문에 참았던 방귀가 장으로 올라가 복부 팽만감으로 이어집니다.

부끄러워하는 마음은 충분히 이해합니다. 하지만 '건강한 항문'을 위해서는 가스가 발생하면 즉시 밖으로 내보내야 합니다.

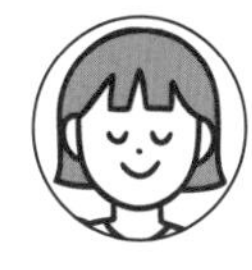

오랜 세월 변비와 얼굴의 뾰루지, 냉증으로 고생하고 있어요

변비가 계속되면 장내에서 대변이 부패하여 유해균이 증가하고, 결과적으로 암모니아를 비롯한 유해 물질이 발생합니다. 이러한 유해 물질은 장 점막을 통해 혈액 속으로 흡수되어 전신으로 운반되기 때문에 뾰루지가 발생할 뿐만 아니라 피부의 탄력과 윤기가 없어지고 피부가 거칠어지며, 잡티가 생기는 등 피부 문제를 유발합니다.

또 장의 혈액 순환은 자율신경에 의해 조절되는데, 몸이 차가워지면 교감 신경이 우위로 작용해서 말초 혈관이 수축하게 됩니다. 그 결과 혈액 순환이 나빠져서 몸이 더욱 차가워지는 악순환에 빠지게 됩니다. P.132에서 소개하는 '온활(温活. 몸을 따뜻하게 해서 기초 체온을 올리고 몸 상태를 개선하는 활동)'로 먼저 몸의 냉증을 해소해 보세요.

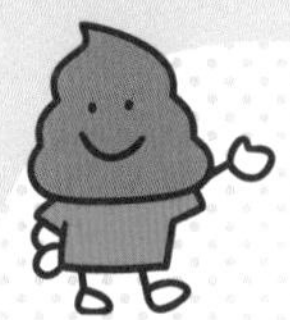

엉덩이를 닦는 이상적인 방법은?

배변 후에도 엉덩이를 잘 관리하자!

너무 많이 씻는 것도 문제가 되지만, 너무 많이 닦는 것도 엉덩이에 큰 부담을 줍니다. 배변 후 휴지로 닦는 것은 3회까지만 합니다. 변이 완전히 다 나오면 휴지도 더러워지지 않으므로 한 번만 닦아도 문제는 없습니다. 화장실 휴지는 접지 말고 테니스공 크기로 살짝 말아서 부드럽게 톡톡 '눌러서' 닦습니다. 닦은 후에는 반드시 휴지를 보고 변이 묻어 있는지 확인합니다. 또 여성의 경우에는 항문 가까이에 요도와 질이 있기 때문에 이곳에 변이 묻지 않도록 반드시 앞에서 뒤로, 또 앞과 뒤를 따로 닦도록 합니다.

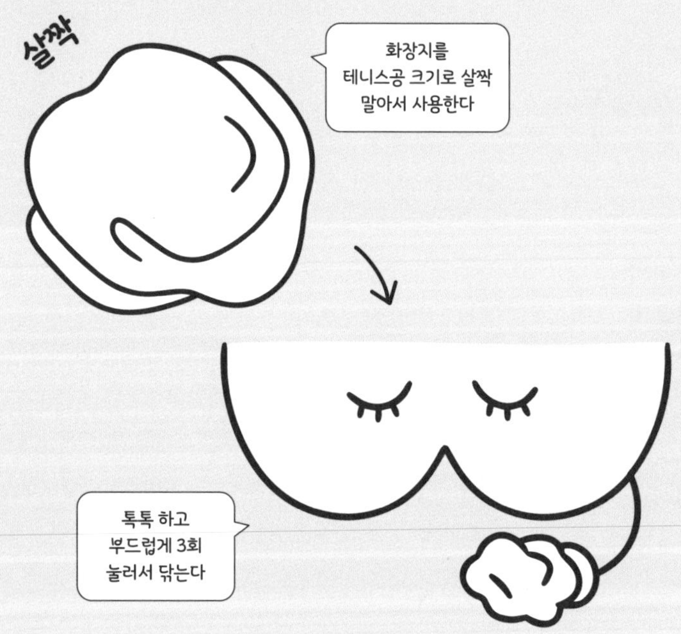

살짝
화장지를
테니스공 크기로 살짝
말아서 사용한다
톡톡 하고
부드럽게 3회
눌러서 닦는다

제 2 장

엉덩이 문제를 예방하는 것도 치료하는 것도 바로 당신

'출구 변비'에 설사약은 효과가 없습니다.
설사약의 특성과 올바른 변비 개선법을 알아서
당신의 엉덩이를 지키세요!

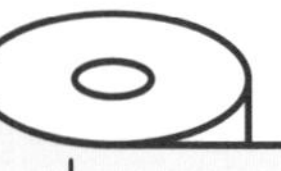

설사약에 의존하는 것은 위험

설사약은 장에 작용하는 약

설사약(하제)에는 부드러운 변을 만드는 '완하제'와, 장의 신경을 자극해서 연동 운동을 촉진해 주는 '자극성 하제' 등 여러 종류가 있는데, 입으로 먹는 설사약은 장에 효과가 있습니다. 즉, 설사약은 이제부터 만들어질 변에는 효과가 있지만, 이미 만들어져서 출구까지 내려와 있는 변과 딱딱해진 잔변에는 효과가 없습니다. 변이 출구에서 나오지 못해서 힘들어하는데, 다시 부지런히 좋은 변을 만들어서 운반해 봐도 변은 '출구'에 계속 있어야 합니다. 변비를 자각하고 있는 사람들 대부분은 이런 사실을 알지 못한 채, 변비가 낫지 않는다며 설사약을 계속 먹게 되고 결국 복통을 일으키거나, 설사하는 패턴을 반복하고 있습니다.

설사약을 오래 사용하면 변이 나오지 않는다

'설사약을 계속 먹으면 점점 약이 효과가 없어진다'는 말을 흔히 듣습니다. 특히 '자극성 하제'라고 불리며 급성 변비약으로 효과가 있는 안트라퀴논계 설사약(→ P.96)은 장기간 계속 사용하면 장의 운동성이 감소하는 '이완성 변비'를 일으키므로 설사약의 효과를 보기 어려워집니다.

효과가 없다고 해서 약의 용량을 늘리고, 매일 설사약을 사용해서 배변하던 사람이 갑자기 복용을 중단하면 정말 변이 나오지 않는 몸이 되어 버립니다. 사용 기간이 긴 사람일수록 약에 의존하지 않고 배변할 수 있는 상태로 돌아올 때까지 많은 시간이 걸립니다. 설사약을 편리하게 이용하기 위해서는 주의가 필요합니다.

【출구 변비인데 설사약을 복용하면】

설사약은 장에 작용해서 '좋은 변'을 만들어 운반하는 약이므로,
이미 만들어진 변에는 효과가 없고 장을 손상시킬 뿐입니다!

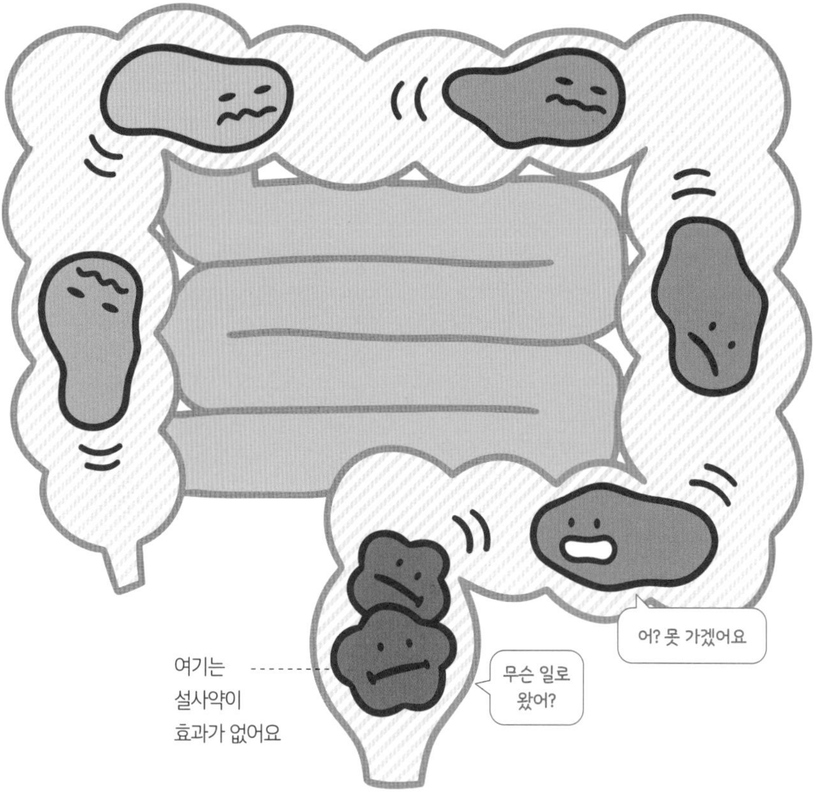

어? 못 가겠어요

무슨 일로 왔어?

여기는 설사약이 효과가 없어요

(출구 변비인데도 설사약을 복용하는 환자의 호소)

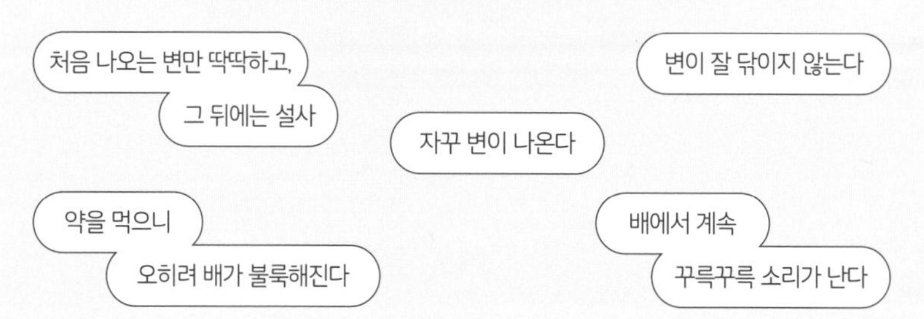

처음 나오는 변만 딱딱하고,
그 뒤에는 설사
변이 잘 닦이지 않는다
자꾸 변이 나온다
약을 먹으니
오히려 배가 불룩해진다
배에서 계속
꾸륵꾸륵 소리가 난다

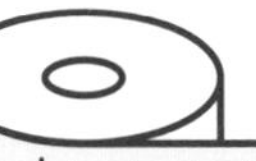

설사약 때문에 장이 새까맣게 변한다고?

생약이지만 위험한 안트라퀴논계 설사약

안트라퀴논계 설사약은 '센나', '대황', '알로에' 등 예로부터 한약이나 민간요법으로 사용되는 생약에서 유래한 자극성 설사약입니다. 효력이 강하고 즉각적인 효과가 있어 시판되고 있는 설사약의 70%를 차지합니다.

다만, 설사약 중에서도 습관성이나 의존성이 가장 강해 '중독되기 쉽다'는 점에서 사용에 주의가 필요합니다. 또 임산부가 복용하면 자궁 수축을 일으켜 유산 및 조산의 위험성이 높아진다고 하며, 계속 복용하면 장이 검어지는 '대장 흑색증'을 일으키는 문제도 있어 어디까지나 단기적으로만 사용하는 것을 기본으로 하고 있습니다.

불과 4개월 만에 대장이 새까맣게 변한다

대장 흑색증은 '대장 멜라노시스'라고도 하는데, 안트라퀴논계 설사약으로 인해 대장의 점막이 검게 변하는 현상을 말합니다. 멜라노시스란 피부나 점막이 색소 침착을 일으킨 상태를 말하며, 대장암 등의 원인이 되기도 합니다. 검게 변한 장은 신경세포 수가 감소하여 움직임이 둔해지므로, 점차 설사약을 먹지 않으면 변이 나오지 않게 됩니다. 또 배변 전에 복통이나 뒤무직(대변을 보고 나서도 또 대변을 보고 싶은 느낌)을 동반하기도 합니다. 매일 복용할 경우 4개월, 가끔 복용할 경우 9개월~1년 정도 지나면 장이 검게 변색하기 시작하므로 장기간 사용하면 위험합니다. 사용을 중지하면 장의 색깔이 돌아오지만, 사용 기간이 길어질수록 회복하는 데 시간이 걸립니다.

【장을 검게 만드는 성분】

건강식품에 들어 있는 성분으로, 아래 내용이 표시되어 있으면 사용을 중지해야 합니다.

센나

안트라퀴논계 설사약 성분인 센노사이드가 함유된 생약. 예로부터 변비약으로 알려진 센나는, 그 외 '센나 줄기', '센나 잎', '세노사이드', '센노사이드' 등으로 표기된다. '캔들부시', '골든 캔들', '카시아 알라타'도 센노사이드가 함유된 센나의 일종이다.

알로에

관상용, 식용으로 재배되는 것 외에 일명 '알로에만 있으면 의사가 필요 없다'고 할 정도로 민간요법의 만병통치약으로 유명하다. 알로에는 종류가 300종 이상이라고 할 정도로 다양하다. '키다치 알로에 잎 추출물' 등 천연 자연 식물을 연상시키는 표기가 되어 있기도 하지만, '알로에'라는 말이 들어 있으면 주의한다.

대황

한약의 재료로도 알려진 '대황'도 안트라퀴논계 설사약에 속한다. 센나와 알로에에 비하면 의존성과 습관성은 약하지만, 변비도 아닌데 대황이 들어간 한약을 먹고 '약제 의존성 변비'가 된 경우가 있으므로 주의해야 한다.

카스카라 사그라다

북아메리카와 케냐에서 재배되는 갈매나무과의 나무껍질이며, 안트라퀴논계 설사약 성분이 들어 있다. 일본에서는 '카스카라 사그라다류 추출물'이라는 이름으로 변비의 의료용 의약품으로 판매되고 있다. 허브 계열의 보충제에도 들어 있는 경우가 있으므로 주의해야 한다.

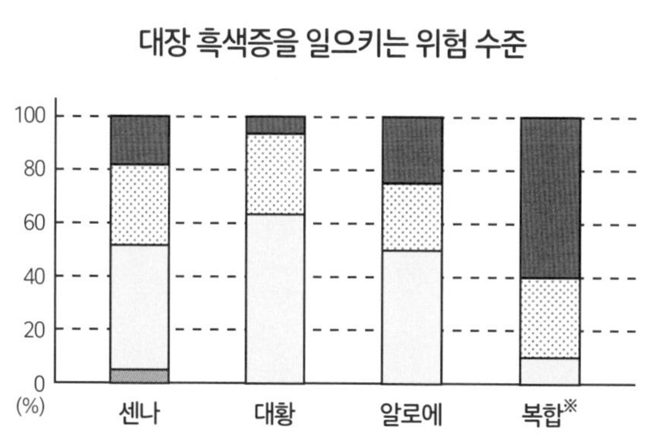

설사약은 한 가지 성분만 섭취하는 것보다 2~3개의 성분을 조합해서 섭취하면 장이 검게 변하기 쉽다. <안트라퀴논계 설사약의 종류에 따른 대장 흑색증의 수준>(2011년 《한방의학》 참조)

※ 2~3가지 성분이 조합된 것

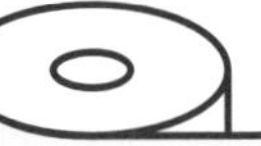

허브차 등 살 빠지는 차에 주의

'캔들 부시'에 주의!

변비에 잘 걸리는 사람, 살을 빼고 싶은 여성에게는 '뱃속이 개운해지는' 건강식품이나 허브차가 인기입니다. 하지만 이들 중에는 앞서 언급한 '센나', '대황', '알로에' 등의 안트라퀴논계 설사약 성분이 포함된 경우가 있습니다.

최근에는 건강 차에 속하는 '캔들 부시'에도 센나와 같은 '센노사이드'라는 설사약 성분이 들어 있어 일본의 소비자 보호 기구인 국민생활센터가 과잉섭취에 주의를 촉구하고 있습니다. 캔들 부시를 '골든 캔들' 등으로 표기를 바꿔서 알아보기 힘들게 하는 경우도 있으니 조심해야 합니다.

'자연 성분이니까'라고 생각하며 안심하지 말고 반드시 확인

안트라퀴논계 설사약은 서양에서는 작용의 강도 때문에 만성 변비에는 미승인 약품으로 취급되어 의사의 처방 없이는 구할 수 없습니다. 하지만 일본에서는 약국에서 쉽게 구할 수 있는 시판 약에도 들어 있는 일반적인 설사약입니다. 게다가 설사약 이외에도, 건위제(위장을 튼튼하게 하는 약)를 비롯한 다양한 한약에 사용되는 '대황'도 안트라퀴논계 설사약의 일종이므로 자신도 모르는 사이에 여러 가지 설사약을 먹을 가능성도 있습니다.

'허브니까', '생약이니까', '자연 성분이니까'라고 생각하며 안심하지 말고 반드시 원재료를 체크해야 합니다.

【이런 차를 마시고 있다면?】

우리가 평소에 마시는 차에는 '설사약이 들어 있는' 경우가 너무 많습니다.
마시기 전에 반드시 성분을 확인하세요!

수만 명 이상이 즐겨 마셨다는 실적	몸속부터 깨끗하게 다이어트 됩니다!	단 한 잔으로 아침부터 개운해져요!
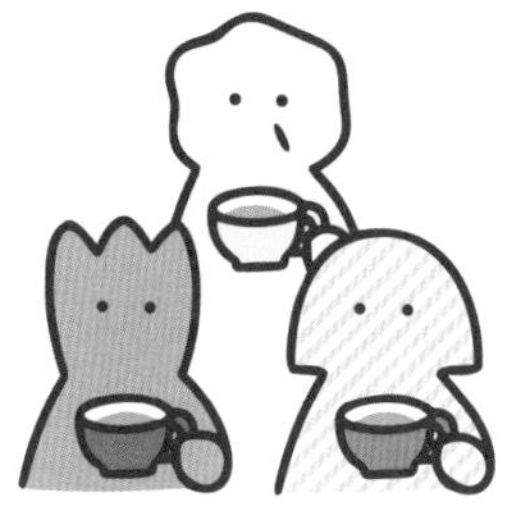		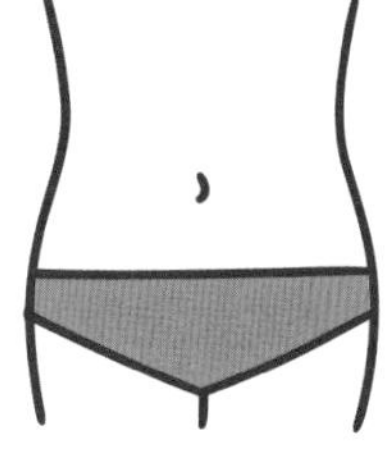

설사약이니까 누구에게나 효과가 있습니다	**탈수로 인해 살이 빠지고 장 속이 검어집니다**	**설사약이 들어 있기 때문에 효과가 있는 것이 당연합니다**

그 외, 이런 말에 주의하세요

- 볼록하던 배가 납작
- 슬림 다이어트, 슬림한 몸매 등 슬림 OOO
- 시원하게 살이 빠진다
- 식물 성분의 원료 100%
- 건강 차
- 천연 허브
- 몸속부터 깨끗하게
- 자연의 힘으로 시원하게

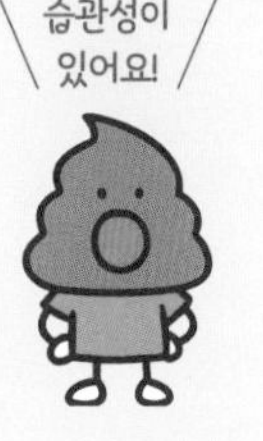

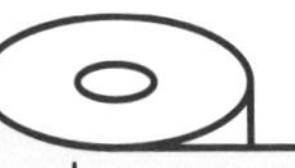

대표적인 변비약, 산화마그네슘

저렴하고 중독성이 적은 대표적인 변비약

산화마그네슘은 장내의 삼투압을 이용해 변에 수분을 공급해서 부드럽게 만드는 '완하제'입니다. 가격이 저렴하고 중독성이 적으며 부작용이 거의 없기 때문에 변비 치료 시 1차 선택제로 사용되고 있습니다. 하지만 어디까지나 '부드러운 변을 만드는 약'일 뿐 '변을 배출하는 약'은 아닙니다.

또 장기간 사용하면 혈중 마그네슘 농도가 높아져서 '고마그네슘 혈증'을 일으킬 수도 있습니다. '제산제'로 위장약에 배합되는 경우도 있어 고령자나 심장병, 신장병이 있는 사람은 신중하게 사용해야 합니다.

산화마그네슘으로 변비가 개선되지 않는다면

산화마그네슘을 먹으면 '복부 팽만 증세가 있다', '몇 번이나 무른 대변이 나온다', '변이 조금만 나와 개운하지 않다'고 느끼는 사람은, 출구 변비인데 필요 없는 설사약을 먹어서 배에 이상 증상을 일으킨 것입니다. 또 설사약으로 인한 무른 대변이 항문에 남기 쉬워 오히려 출구 변비가 악화되는 경우도 있습니다.

변비의 원인이 어디에 있는지 확인하지 않은 상태에서, '변비니까 설사약이 필요해'라는 생각으로 매일 먹는 사람이 많습니다. 과감하게 설사약을 중단한 환자들에게서 '산화마그네슘을 끊었더니 배변이 수월하다', '치질 증상이 개선되었다'는 말을 자주 듣습니다.

【주요 변비약】

대표적인 설사약의 유형과 그 특징을 이해하고 적절한 사용법을 알아봅니다.

염류 하제

작용 수분이 대장으로 빠져나가는 것을 막고, 대변에 들어 있는 수분량을 늘림으로써 변을 부드럽게 만들어 준다. 약을 먹을 때 물을 많이 마시면 효과적이다.

특징 습관성이나 의존성이 없고, 비교적 부드럽게 배변을 촉진하는 완하제다.

대표 성분 산화마그네슘, 황산마그네슘

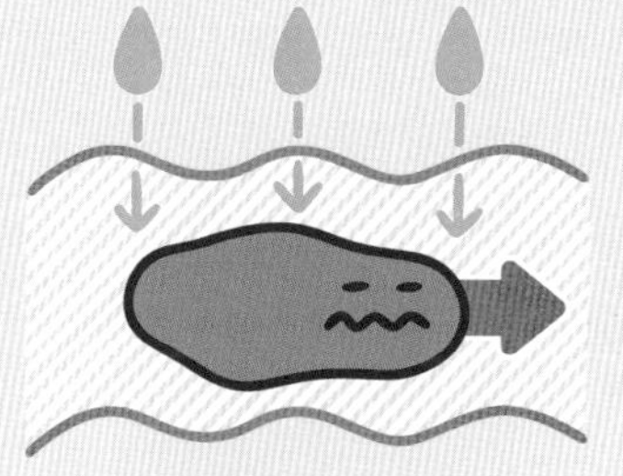

자극성 하제

작용 장을 자극해서 약해진 연동 운동을 활발하게 만들어 대변의 이동을 촉진한다.

특징 습관성이 있어 장기간 사용하면 내성이 생기므로 증량해야 효과가 있다. 따라서 단기 사용에 한한다. 알약, 과립, 물약, 좌약 등 형태가 다양하다.

대표 성분 센노사이드, 알로인, 피코설페이트, 비사코딜

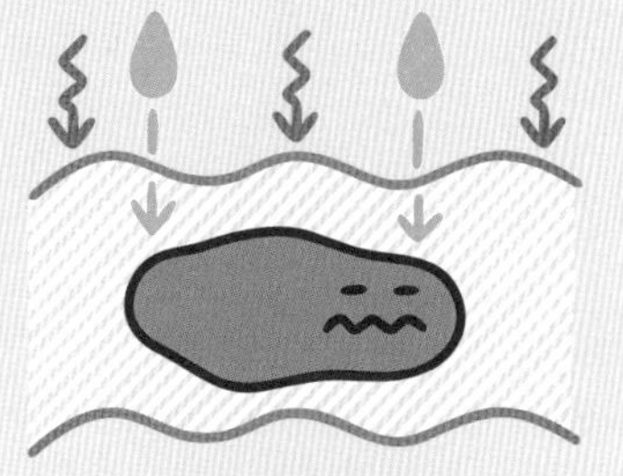

당류 하제

작용 염류 하제와 마찬가지로 대변의 수분량을 늘려 부드럽게 만들어 배변량을 늘린다.

특징 마그네슘이 들어 있지 않으므로 고령자나 신장 질환이 있는 사람도 안심하고 사용할 수 있다.

대표 성분 락툴로오스, 소르비톨

점막 상피 기능 변용약

작용 소장의 점막 상피에 있는 염화이온 통로를 활성화하여 소장액이 장관 내부로 분비되는 것을 촉진한다. 2018년 발매

특징 장기 투여에 따른 부작용이 적다. 주로 '과민성 장 증후군'의 변비형에 처방

대표 성분 루비프로스톤(상품명 아미티자)

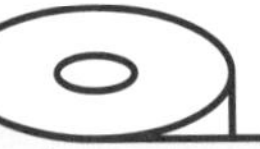

설사약 과다 복용으로 발생하는 항문 협착

주요 원인은 항문 열창의 만성화

'항문 협착'이란 말 그대로 항문이 좁아져서 변이 잘 나오지 못하거나, 가는 변만 나오는 상태를 말합니다. 원인은 다양하지만 가장 흔한 것은 '항문 열창'의 만성화 때문입니다. 처음에는 항문이 약간 찢어지는 정도지만 만성화되면 상처에 염증이 생겨서 항문이 딱딱해지고 좁아집니다.

항문이 좁아지면 적당한 굳기의 변이라도 항문이 찢어지게 되어, 잘 낫지 않는 항문 열창으로 발전하면서 염증으로 인해 항문이 점점 좁아집니다. 결국 정상이라면 항문의 크기는 검지가 쑥 들어갈 정도이지만, 항문 협착이 되면 손가락이 들어가지 않게 됩니다.

설사약을 너무 많이 먹으면 항문을 여닫을 수가 없게 된다

치질로 고생하는 많은 사람은 변비를 해소하기 위해 설사약을 이용합니다. 설사약을 사용하지 않더라도 식이 섬유가 많은 식사를 통해 변을 쉽게 볼 수 있도록 노력합니다. 이렇게 해서 무른 변이나 설사, 빈변이 계속되면 항문의 피부가 거칠어질 뿐만 아니라, 이 상태가 장기간 지속되면 항문이 좁아집니다.

부드러운 변은 세게 힘을 주지 않아도 쉽게 배설할 수 있기 때문에, 항문 괄약근이 충분히 열리지 않은 상태에서 굳어서 위축된 가느다란 대변만 나오게 됩니다. 굳어진 근육은 혈액순환을 악화시키고 치질을 유발해 항문 협착이 진행되는 요인이 됩니다.

【항문이 좁아지는 원인】

항문 협착으로 진행되기 전에 원인을 알고 예방합시다.

1 항문 열창의 만성화

항문 열창의 상처가 대변으로 인해 오염되어 염증을 일으키면 조직이 딱딱해져서 잘 벌어지지 않는 항문이 된다. 딱딱해진 조직은 더 쉽게 찢어지는데, 이처럼 항문 열창이 여러 번 반복되어 만성화되면 항문이 서서히 좁아진다.

2 치루

항문 안에 있는 구멍에 변이 들어가 염증을 일으키면 조직이 딱딱해지면서 항문 협착이 일어난다. 치루도 만성적인 설사를 반복함에 따라 협착이 발생할 수 있다.

3 항문 수술

치핵, 항문 열창, 치루, 뾰족 콘딜로마 등의 항문 수술로 인해 조직이 딱딱해지고 신축성이 없어져서 가는 변만 나온다. 레이저 수술이나 디온 주사(ALTA 요법)※의 경우도 마찬가지다.

※ 디온 주사(ALTA 요법) : 주사로 내치핵을 경화시켜 탈출과 출혈 증상을 개선하는 치료

4 크론병

크론병은 치루나 항문 열창을 유발하는 경우가 많다. 게다가 일반 치질과 달리, 원인이 되는 크론병의 상태에 따라 항문의 상태가 변하면서 항문 협착의 악화와 개선을 반복한다.

5 지나친 세척을 비롯한 과잉 위생

너무 많이 씻고, 너무 닦고, 너무 문지르는 등 피부에 대한 과도한 자극이 염증을 일으키면서 피부가 딱딱해진다. 땅기고 신축성이 없어지고 변이 가늘어지며, 심해지면 방귀 때문에 항문이 찢어지는 경우도 있다.

6 설사약의 남용

설사약을 사용하여 무른 변이나 설사 변만 보면, 힘을 쓰지 않아도 쉽게 배변할 수 있다. 그로 인해 근육이 유연성을 잃고 딱딱해져서 벌어지기 어려운 항문이 되어 버린다. 심해지면 물 같은 변만 배설하고 손가락도 들어가지 못하는 협착을 일으킨다.

7 악성 종양

항문에 생긴 항문암이나 항문에 침투한 직장암으로 인해 항문이 좁아진다. 종양이 생겨도 치질이라고 착각하기 쉽다. 통증이 없어서 어느 정도 암이 커지지 않으면 알아차리기 어렵다.

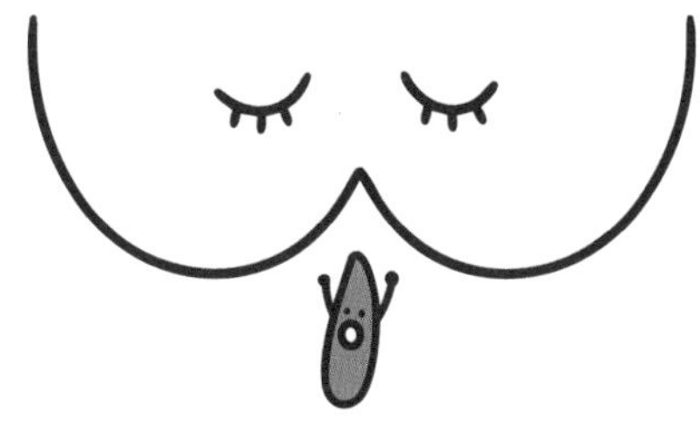

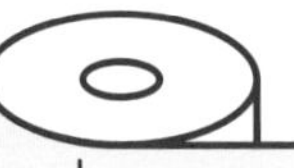

정상적인 감각 되찾기

'비어 있는 느낌'을 되찾기 위해 필요한 네 가지

출구 변비의 경우, 전부 다 쏟아냈다고 생각해도 실제로 출구에 변이 남아 있는지는 진찰해 봐야 알 수 있습니다.

그러면, 스스로 치료하고 싶은 사람은 어떻게 해야 할까요? 본래 느꼈던 엉덩이의 '비어 있는 느낌'을 되찾으면 됩니다. 약을 쓰지 않고 엉덩이가 '비어 있는 느낌'을 되찾기 위해서는 ① 식사, ② 수면, ③ 운동, ④ 부교감 신경, 이 네 가지를 바꿔 나가야 합니다. '출구 변비'든 '배의 변비'든 변비에 걸린다는 것은 생활 습관에 어떤 문제가 있기 때문입니다. 이런 것들을 개선하면 '비어 있는 느낌'을 되찾을 수 있습니다.

'비어 있는 느낌'을 되찾으려면 가능한 것부터 시작

출구 변비에는 장활을 해도 별로 효과가 없습니다. 하지만 '글루텐 프리'와 '카제인 프리'의 식생활을 하면, 밀가루나 유제품에 대한 알레르기가 없는 사람도 변비나 설사가 개선되어 몸의 여러 가지 변화를 실감할 수 있습니다(→ P110~).

지금부터는 식생활을 비롯한 질 좋은 수면을 취하는 방법, 운동, 화장실 사용법 등의 생활 습관, 그리고 부교감 신경을 우위로 만드는 요령과 반사구(P.146~), 호흡법(P.148) 등 스스로 할 수 있는 방법을 소개합니다. 할 수 있는 것부터 시도해 보고, 본래 내 몸이 느낄 수 있었던 엉덩이가 '비어 있는 느낌'을 되찾아 보세요.

【이것이 최고의 '건강한 항문' 포인트】

'건강한 항문'이란 말 그대로 정상적인 배변을 하는 엉덩이를 말합니다.
누구나 변비가 되기 전의 깨끗한 엉덩이를 되찾을 수 있습니다.

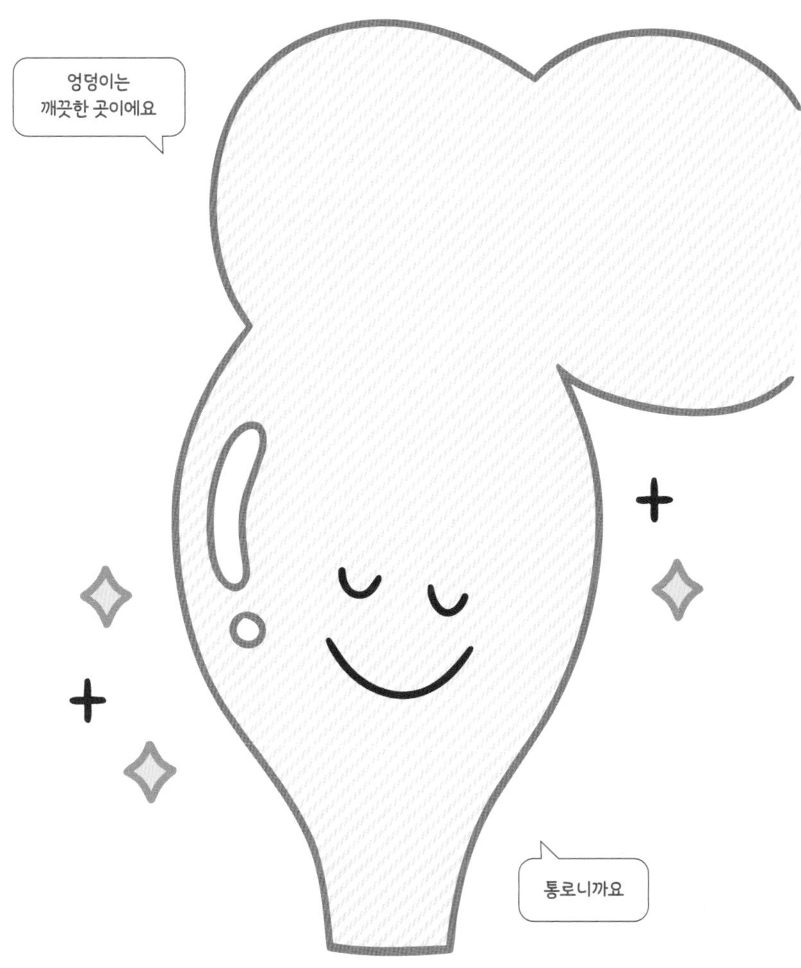

배변 시간 외에는 엉덩이가 본래 이렇게 되어야 한다. 이런 상태를 목표로 해 보자. 엉덩이뿐만 아니라 마음도 시원해질 것이다.

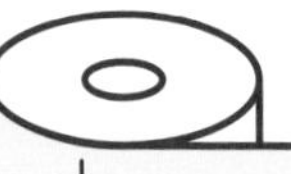

변비는 생활 습관의 결과

생활을 개선하지 않으면 변비는 반복된다

'대변은 건강의 척도'라고 하듯이 배변은 우리가 섭취한 것의 결과이며, 식사뿐만 아니라 수면과 운동, 스트레스 등 우리가 생활한 것의 결과이기도 합니다. 배변을 바로잡기 위해서는 변비에 걸리게 된 지금까지의 생활 습관을 고쳐야 합니다.

배의 변비라고 해도, 더구나 출구 변비의 경우에는 설사약을 사용하는 것이 근본적인 해결법이 아니라는 것은 지금까지 언급한 내용으로 이해했으리라 생각합니다.

그런데 배변을 하기 위해 지나치게 노력한다는 것은 본말이 전도된 것입니다. 무리하지 말고 할 수 있는 것부터 시작해 봅시다.

몸에 나쁜 것을 피하는 것부터 시작한다

변비에 걸리면 많은 사람이 발효식품이나 유제품 등 장에 좋다는 것을 섭취하거나, 배변을 잘하기 위해 '무엇을 먹으면 좋을까'를 고민하며 조언을 구하기도 합니다. 하지만 저는 언제나 이렇게 말합니다.

"좋은 것을 챙겨 먹기 전에 해로운 것부터 피해야 합니다."

먼저 몸에 해로운 것을 피하지 않으면, 애써 섭취한 좋은 것을 망쳐 버리기 때문입니다. 장에 해로운 것을 피하고 몸 관리를 잘해 주면 섭취한 음식물에 대한 영양소 흡수도 좋아집니다. 특히 이중 변비가 있는 사람은 질 좋은 변을 만드는 것이 배변 개선을 위한 첫걸음입니다.

【배변을 위한 생활 지도】

배변을 잘하기 위해서는 변비에 걸리기 쉬운 생활 습관을 개선하는 것이 중요합니다.
먼저 다음의 네 가지를 주의하세요.

식사

일반적으로 변비에는 요구르트 등 유제품과 발효식품, 식이 섬유가 좋다고 알려져 있는데 배의 변비에는 효과적이지만 출구 변비에는 효과가 없다. 몸에 좋다고 알려진 식재료라고 해도 사람에 따라 알레르기 증상을 일으키는 등 체질에 맞지 않을 수도 있다. 체질뿐만 아니라 그날의 몸 상태나 증상, 계절에 따라서도 섭취해야 할 식재료가 다르므로 자신의 몸에 맞는 음식을 섭취하도록 노력하자.

수면

인간의 몸에는 대략 24시간 주기의 '체내 시계'가 있다. 아침에 햇빛을 받으면 체내 시계가 리셋되어 잠을 유도하는 멜라토닌이라는 호르몬의 분비가 멈춘다. 그리고 깨어난 지 14~16시간이 지나면 다시 분비되기 시작하므로 졸음을 느끼게 된다. 멜라토닌 분비는 주로 빛에 의해 조절되기 때문에 밤중에 밝은 장소에 있으면 수면의 리듬이 깨지는 원인이 된다. 취침 전에는 방을 조금 어둡게 해 두는 것이 좋다.

운동

배변 기능을 촉진하기 위해서라도 운동이 중요하다. 몸을 적당히 움직이면 혈액 순환이 촉진되고, 자율 신경의 균형이 좋아져서 변비가 개선된다. 반대로 운동이 부족하면 근력이 쇠약해져서 변을 밀어내는 배변력이 약화된다. 주 0회 0시간이라고 정해 놓고 집중적으로 운동하는 것보다 매일 몸을 움직이는 편이 효과적이다. 목욕 후나 자기 전에 가볍게 스트레칭하고, 전철을 이용할 때는 엘리베이터를 이용하지 말고 가능한 한 계단으로 올라가는 것이 좋다.

부교감 신경

소화를 담당하는 부교감 신경의 기능을 높이기 위해서는 수면의 질을 높이고, 영양 균형이 잘 잡힌 식사를 하며, 적당한 운동을 하는 등 심신을 편안하게 하는 것이 중요하다. 교감 신경을 자극하지 않도록 잠자리에 들기 전에 스마트폰 사용은 삼가야 한다.

또 몸이 차가워지면 혈액 순환도 나빠지고 내장의 기능이 저하되어 변비에 걸리기 쉽다. 몸이 차가워지지 않도록 한다.

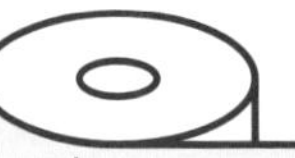

나는 좋은 변을 만들고 있을까?

장내 유익균을 증가시켜 장내 환경을 개선한다

'장에 좋다'고 알려진 식품 대부분은 장 속의 유익균을 증가시켜 장내 세균의 균형을 잡아 주는 역할을 합니다. 장내 세균은 유익균 2, 유해균 1, 기회감염균 7의 균형이 이상적인데, 이 균형이 깨져서 유해균이 증가하면 변비나 설사, 거친 피부, 알레르기 등을 일으킵니다. 장내 환경이 좋아지면 장의 연동 운동도 활성화되어 배변 리듬이 안정되기 때문에 배설력도 높아지고, 결과적으로 출구 변비도 개선됩니다. 다만, 주의해야 할 것은 많은 사람이 '장활'을 위해 노력하는데, 실제로는 장활이 체질에 맞지 않고 장에 나쁜 작용을 하는 경우도 많다는 겁니다.

신체 이상 증상의 원인이 되는 글루텐과 카제인

장에 나쁜 영향을 주는 대표적인 식품이 밀과 유제품으로, 문제가 되는 건 밀에 함유된 글루텐과, 유제품에 함유된 카제인 이 두 가지 단백질입니다. 밀가루에 물을 섞어서 반죽하면 생성되는 글루텐은 빵과 면에 점성과 탄력을 주어 맛을 내는 성분이며, 카제인도 유제품에 함유된 고영양 단백질입니다. 두 가지 다 소화가 잘 되지 않으므로 장내에 오래 머물러 있어 설사나 변비, 복부 팽만 등의 원인이 되며 만성 피로감, 집중력 저하, 알레르기 질환 등 다양한 증상을 일으킵니다. 또 장벽에 염증을 일으켜 '장 누수 증후군'(→ P.85)의 원인이 되기도 합니다.

【글루텐 프리, 카제인 프리 식품】

자신의 체질을 알아보기 위해 먼저 아래 그림을 참조하여,
2주간 글루텐 프리 및 카제인 프리 생활을 해 보세요.
왼쪽은 추천 식품, 오른쪽은 되도록 피해야 할 식품입니다.

글루텐 프리	
쌀, 현미, 센베이, 메밀가루 100%로 만든 메밀국수, 콩가루, 오트밀, 옥수수 전분, 수수, 찹쌀, 떡, 조, 율무, 얼레짓가루, 찹쌀가루 밀가루가 들어 있지 않은 조미료, 닭 뼈로 만든 국물용 조미료(분말, 액체)	밀, 파스타, 빵, 라면, 우동, 소면, 피자, 튀김가루, 오코노미야키, 스튜, 다코야키, 케이크, 파이, 구운 과자류, 간장, 곡물식초, 소스, 케첩, 카레 가루, 과립 맛국물 재료 콩소메, 시로다시, 부용

카제인 프리	
두유, 두유 요구르트, 아몬드 밀크, 라이스 밀크, 코코넛 밀크 △버터※	우유, 요구르트, 치즈, 생크림, 아이스크림, 커스터드 크림, 햄 · 소시지 등 가공식품, 커피 크리머

※ 버터 : 유제품이지만, 주로 지질로 이루어져 있고 카제인은 극소량 함유되어 있다.

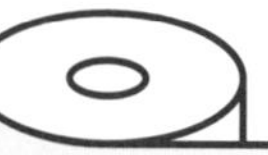

일단 식이요법을 2주간 실시

2주간의 식사에서 밀가루와 유제품을 제외한다

밀가루나 유제품을 섭취하지 않는 '글루텐 프리'나 '카제인 프리'는 원래 셀리악병※이나 유당 불내증이 있는 사람들을 위한 식이요법입니다. 하지만 밀가루 섭취로 복부 통증과 피로감 등으로 오랜 세월 시달렸던 테니스 선수 노박 조코비치가 글루텐 프리를 실천함으로써 건강 상태가 개선되었다고 하여 갑자기 큰 화제가 되었습니다.

빵이나 파스타, 요구르트 등 일상적으로 먹는 밀이나 유제품을 '완전히' 제외하기는 힘들지만, 가능한 한 글루텐이나 카제인이 들어 있지 않은 식생활을 함으로써 배변이 개선되는 경우가 많습니다. 몸의 변화를 확실하게 느끼기 위해서라도 일단 2주간만 도전해 보세요.

※ 셀리악병 : 몸 안에 글루텐을 처리하는 효소가 없어서 생기는 질환으로 복통, 설사, 복부 팽만 등을 초래하는 유전성 자가면역 질환

조미료에 들어 있는 밀 주의!

글루텐 프리를 실천할 때 의외의 허점이 조미료입니다. 간장이나 된장 같은 조미료에도 밀가루가 들어 있는 경우가 있습니다. 특히 소스나 케첩에 들어 있는 '양조 식초'는 표시 의무가 없어서 원재료를 알 수 없습니다. 조미료는 반드시 성분표를 체크해서 가능하면 글루텐 프리라고 표기된 것을 구입해야 안심할 수 있습니다.

일본에서는 글루텐 및 카제인 프리 식재료가 아직 많지는 않습니다. 일단 2주간의 글루텐 및 카제인 프리 식생활로 몸 상태의 변화를 실감한 후에 '빵과 파스타, 우유를 자제하는' 정도의 느슨한 식이요법을 계속하는 것도 좋습니다.

【글루텐 프리, 카제인 프리 요령】

완벽하지는 않아도 다음과 같은 요령만 알고 있어도
배변이 개선되는 사람이 많습니다.

point 1

빵을 좋아하는 사람은 쌀가루 빵으로 대체

'아침 식사는 빵파'라는 사람은 쌀가루 빵으로 바꿔보자. 쌀가루는 밀의 대체품으로 사용되는 경우가 많은데, 최근 시판되는 쌀가루 빵이 늘어나 비교적 간편하게 살 수 있게 되었다. 쌀은 글루텐이 들어 있지 않고 '아미노산 스코어'※도 밀보다 높으며 기름 흡수율이 적다는 점에서, 밀에 비해 건강한 식재료다. 또 오트밀의 원료인 귀리는 글루텐 프리 식품이지만, 통밀과 호밀은 소량의 글루텐이 들어 있으므로 주의!

시판되는 쌀가루 빵은 성분 표시를 확인할 것

최근에는 쌀가루 빵을 일부 슈퍼나 편의점 등에서도 볼 수 있게 되었다. 하지만 반드시 '쌀가루 빵=글루텐 프리'는 아니고 밀이 섞여 있거나 밀 글루텐이 첨가된 제품도 있다. 또 제조 공정에서 밀을 섞는 경우가 있으므로, 구입할 때 원재료에 '글루텐(밀을 포함)'의 표기나 '제조 공장에서 밀을 포함한 제품을 생산하고 있습니다'라는 주의 표시가 없는지 확인해야 한다.

면을 좋아한다면 글루텐 프리 파스타, 주와리소바

파스타와 라면, 우동 등 많은 면류의 원료는 밀가루다. 점심이나 가벼운 식사에 빠질 수 없는 면류는 글루텐이 들어 있지 않아 찰기가 없는 메밀가루 100%의 주와리소바, 베트남 쌀국수처럼 쌀가루로 만든 면, 곤약 면 등으로 대체해 보자. 쌀가루나 곤약으로 만든 면은 독특한 식감이 중독성이 있는 데다, 칼로리가 적어 다이어트에도 인기다. 최근에는 콩, 쌀, 옥수수 등을 원료로 한 글루텐 프리 파스타도 시판되고 있다.

콩은 발효된 식품으로

콩은 양질의 식물성 단백질을 비롯해서 식이 섬유, 비타민, 미네랄 등이 풍부한 글루텐 프리의 강력한 아군이다. 콩가루와 콩비지 가루는 쌀가루와 더불어 밀의 대체품으로도 인기가 있다. 또 낫토나 된장 등의 발효성 콩 식품에는 주름과 기미 등 피부의 노화 방지, 갱년기 증상 완화, 골다공증 예방 등에 효과가 있는 '이소플라본'이 풍부하게 들어 있으므로 적극적으로 섭취해야 할 식품이다.

※ 아미노산 스코어 : 식품에 들어 있는 필수 아미노산의 구성 비율로 단백질의 영양가를 판정하는 방법

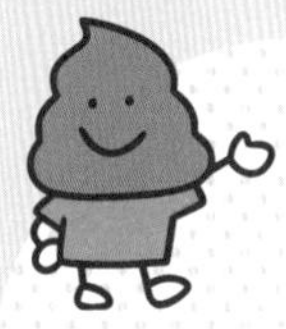

글루텐 프리, 카제인 프리의 효과

변비 이외에도 원인을 알 수 없는 몸의 이상 증상이 계속되는 경우, 어쩌면 밀이나 유제품이 원인일 수도 있습니다. 글루텐 프리, 카제인 프리의 여덟 가지 효과에 대해 살펴보겠습니다.

1 배변이 좋아진다

글루텐과 카제인은 장내에서 염증을 일으켜 변비나 설사 등의 원인이 된다. 소화되지 않은 글루텐이나 카제인이 장에 쌓여 장 점막에 염증을 일으키는 것이다. 그에 따라, 세포 결합이 약해지면서 세포 사이의 틈으로 고분자 물질들이 왕복함으로써 '장 누수 증후군'을 일으키므로 배변 장애 외에 나른함, 쉽게 피곤함, 알레르기 등의 증상을 일으킬 수 있다. 배변하기 위해 매일 먹던 요구르트를 끊었더니 변비가 개선되었다는 경우가 자주 있다.

2 설사가 멎는다

장내 환경이 정비되므로 설사 등의 증상이 개선된다. 또 우유를 마시면 배가 꾸르륵거리거나 설사를 하는 유당 불내증'인 사람에게도 문제가 되지만, '유당이 소장에서 삼투 현상에 의해 수분을 끌어들여 팽만감과 경련을 일으키고, 대장을 통과하면서 설사를 유발한다. 따라서 매일 아침에 먹던 빵과 우유를 끊기만 해도 오랜 세월 지속되었던 무른 변이나 설사가 멈추는 사례도 있다.

3 살이 빠진다

밀가루나 유제품을 사용한 식품에는 빵과 파스타, 치즈, 생크림 등 칼로리가 높은 것이 많다. 따라서 이런 식품들을 끊으면 하루에 섭취하는 총칼로리가 줄어든다는 점과, 스낵 과자나 컵라면 등 가공식품을 섭취할 기회가 줄어든다는 점이 살이 빠지는 주요 원인이 된다. 또 쫄깃하고 부드러운 식감을 내는 글루텐을 끊으면, 씹는 횟수가 늘어나서 간접적으로 살이 빠지는 계기로 이어진다고 짐작된다.

4 피부가 깨끗해진다

장내 세균의 균형이 깨지면 유해균이 만들어 내는 유해 물질이 거친 피부를 만드는 원인이 된다. 또 밀가루 과다 섭취는 에너지로 사용되지 못하고 남은 과잉의 당분이 체내 단백질이나 지질과 결합하여 '당화'를 일으킴에 따라 기미, 주름, 처짐, 잡티 같은 피부 트러블을 일으키는 원인이 된다. 따라서 글루텐 프리나 카제인 프리를 통해 장내 환경이 개선되면서 피부가 좋아지는 사람이 많다.

5 어깨 결림, 두통이 낫는다

근육은 근막이라는 얇은 막이 위축되거나, 유착을 일으키면 뭉침이나 통증을 초래한다. 이유는 확실하지 않지만 밀가루를 많이 섭취하는 사람은 근막의 유착이 강한 경향이 있으며, 카제인과 당에도 같은 경향이 있다. 따라서 밀가루나 유제품을 끊으면 딱딱했던 근육이 풀리고 어깨 결림이나 두통이 개선되는 것으로 추측된다.

6 식후에 졸리지 않는다

당질(탄수화물)을 섭취하면 혈당이 올라갔다가, 췌장에서 분비되는 인슐린에 의해 혈당이 내려간다. 이때 당질의 과다 섭취에 따라 급격히 상승한 혈당('혈당 스파이크')이, 인슐린이 과다 분비되면서 급감하여 저혈당 상태가 되면 졸음을 유발하게 된다. 당질, 특히 밀을 끊으면 혈당 스파이크가 일어나지 않고 식후에도 졸리지 않는다.

7 몸이 나른해지지 않는다

혈당치가 급상승, 급강하하는 혈당 스파이크는 졸음뿐만 아니라 권태감, 짜증, 두통 등을 유발한다. 평소에 느꼈던 권태감 등 몸의 이상 증상은 이 혈당치 스파이크가 원인일 수도 있다.

8 머리가 맑아진다

저혈당이 발생하면 뇌와 신경 기관에 공급되는 포도당이 부족해져서, 뇌신경계가 에너지 부족을 느끼게 되어 머리가 맑지 않고 집중할 수 없는 상태가 된다. 밀에는 혈당 스파이크를 일으키기 쉬운 '아밀로펙틴'이라는 성분이 들어 있기 때문에 글루텐 프리 식생활을 하면 머리가 맑아진다.

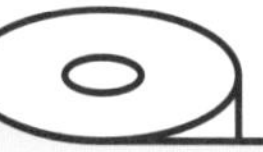

저녁 식사는 오후 8시까지 끝낸다

저녁 식사는 취침 3시간 전에 끝낸다

좋은 변을 만들어서 좋은 변을 내보낼 수 있도록 하는 것이 좋습니다. 먹은 음식이 변으로 나오려면 평균 반나절에서 하루가 걸립니다. 내장은 우리가 잠들어 있는 동안에도 쉬지 않고 일을 하는데, 가급적 잠자리에 들기 3시간 전까지 저녁 식사를 끝내면 아침에 일어났을 때 배변할 수 있는 확률이 높아집니다.

그러기 위해서는 오후 8시 정도에는 저녁 식사를 마쳐야 하는데, 바빠서 오후 9시, 10시에 저녁 식사를 해야 하는 경우도 많을 것입니다. 야근 등으로 인해 저녁 식사가 늦어질 것이 예상되면 먼저 저녁 식사부터 할 수 있도록 노력해 보세요.

다만 아침형 생활이 맞지 않는 사람은 반드시 아침 배변을 고집할 필요는 없습니다.

한 입 먹으면 '감사합니다'를 여섯 번 되뇌며 씹는다

음식을 빨리 먹으면 제대로 씹기 전에 삼켜버리기 때문에 위에 부담이 되는 데다, 공기를 함께 삼키게 되므로 배에 가스가 차기 쉽습니다. 반대로 천천히 씹어 먹으면 쉽게 포만감을 얻을 수 있고, 타액에 들어 있는 소화 효소인 아밀라아제가 녹말을 분해하여 소화 흡수를 도와줍니다. 식사할 때는 한 입에 30회 씹는 것을 기준으로 합니다.

이때 한 입 먹을 때마다 숫자를 세는 것보다 '감사합니다'를 여섯 번 되뇌면서 씹으면 편하게 30회를 셀 수 있습니다. 식사를 만들어 준 사람이나 식재료에 대한 감사의 마음을 담으면서 되뇌어 봅니다.

【밤에 잠들기 3시간 전에 식사를 마치자】

아침에 배변하려면 늦어도 오후 8시까지는 저녁 식사를 마치는 것이 좋습니다.

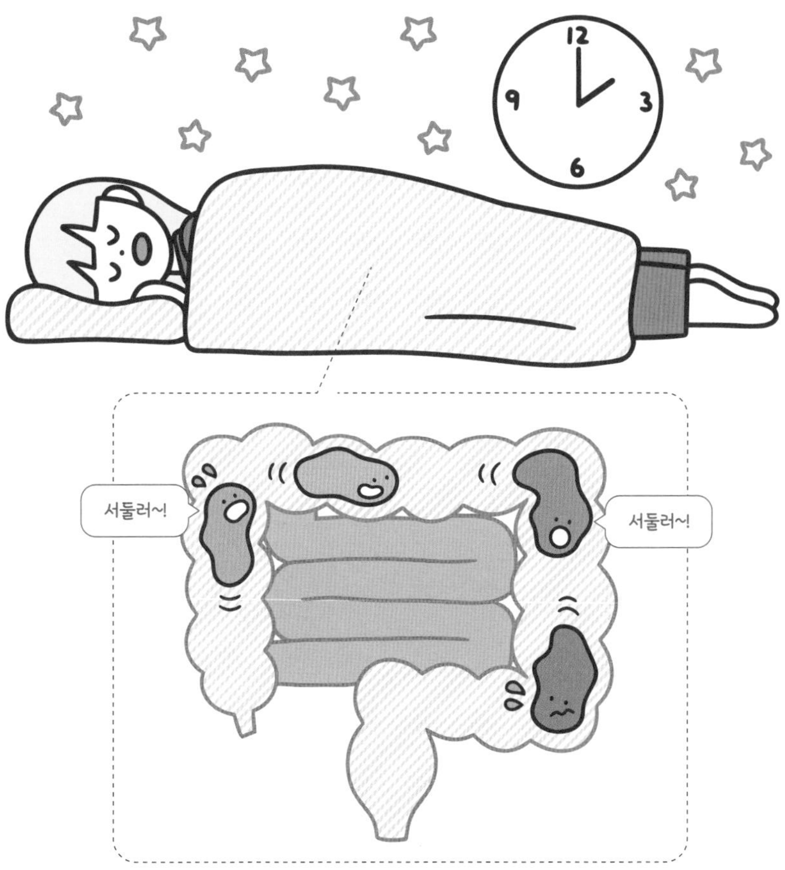

대변은 먹은 음식이나 체질에 따라 다르지만, 대체로 식후 12~24시간이 지나면 배설된다. '배설하고 싶을 때 즉시 내보내는' 라이프 스타일을 확립하는 것이 중요하다.

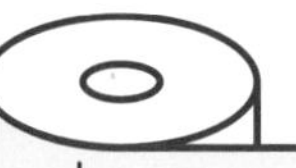

아침 배변을 고집할 필요는 없다

변의가 없는데 화장실에 가면 역효과

만성적인 변비가 있는 사람 중에는 규칙적인 배변을 하기 위해 '아침에 일어나면 물 한 잔을 마시고 정해진 시간에 화장실에 들어가 배 마사지를 하면서 10분 정도 변기에 앉아 변의가 느껴지기까지 기다린다'는 모닝 루틴을 가진 사람이 꽤 있습니다. 하지만 출구 변비의 경우에는, 아침 배변에 구애받지 않아도 됩니다. 물론 아침 시간이 배변의 골든 타임이므로 아침에 배변할 수 있으면 그날 하루 동안은 활동하기 쉬워질 수 있습니다. 하지만 애초부터 변의가 없으면 화장실에 간다고 해도 대변이 나올 리가 없습니다. 변의도 없는데 쓸데없이 배에 힘을 주는 습관을 들이면 치질의 원인이 됩니다.

'핸드폰 하면서 볼일'을 보는 것은 엉덩이에 부담을 준다

혹시 독자 여러분은 한 번 화장실에 가면 시간이 얼마나 걸리시나요? '편안하니까'라며 30분이나 1시간 동안 화장실에 틀어박혀 책을 읽거나 핸드폰을 만지작거리는 사람이 있는데, 이는 위험한 행동입니다. 왜냐하면 좌변기에 앉으면 항문이 변기보다 아래로 내려가 엉덩이에 부담을 주기 때문입니다. 화장실 배변 시간은 원칙적으로 5분 이내가 바람직합니다. 변의도 없는데 화장실에 가거나, 잔변감이 있다고 해서 무리하게 계속 힘을 주지 말고, 나오지 않을 때는 일단 화장실에서 나와야 합니다. 물을 마시거나 몸을 가볍게 움직이다가 다시 변의가 느껴지면 화장실에 가는 것이 좋습니다.

【화장실에서 핸드폰을 한다고?】

화장실에 들어가면 무심코 핸드폰을 하는 경우가 있습니다.
5분, 10분의 짧은 시간이라도 계속하다 보면 치질의 원인이 될 수 있습니다.

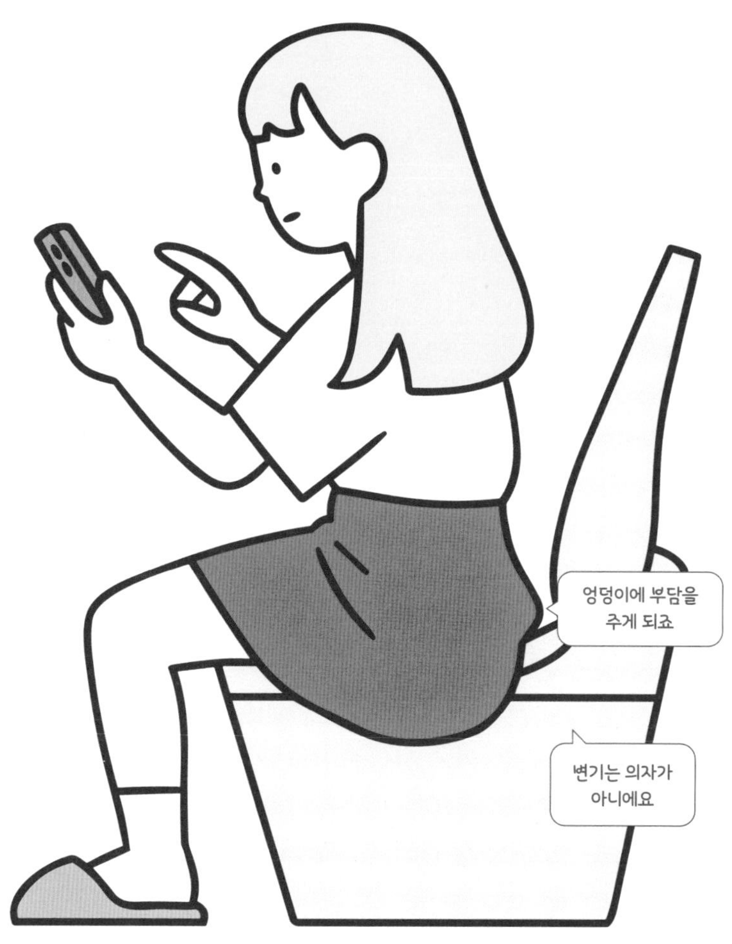
엉덩이에 부담을
주게 되죠
변기는 의자가
아니에요

의자와 달리 변기에 앉으면 항문이 변기의 시트 부분보다 아래로 내려간다. 따라서 항문에 부담을 주게 되므로 울혈이 생겨 치질의 원인이 된다. 화장실에는 핸드폰을 들고 가지 않도록 한다.

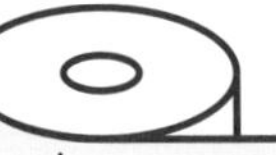

변의가 느껴지면 즉시 화장실로

배변에 필요한 세 가지 힘을 갖추자!

정상적인 배변에는 ① 변 감지력, ② 변의, ③ 배설력, 이 세 가지 힘이 필요합니다.

'변 감지력'이란, 항문 내에 변이 내려와 있는지 아닌지를 느끼는 힘을 말합니다. 항문에 변이 너무 많이 쌓여 있지 않다면 감각이 마비되지 않으므로, 변이 내려와 있는지 즉시 느낄 수 있는 체질이 됩니다.

'변의'란, 변을 감지한 후 장의 연동 운동이 일어나, 변을 밀어내는 작용을 하게 만드는 힘입니다. 이 힘을 이용하면 변이 쉽게 나올 수 있습니다.

'배설력'이란, 변이 내려와서 항문이 이완되는 '배변 반사'를 이용하여 자연스럽게 변이 배설되게 하는 힘을 말합니다. 세 가지 힘 중 어느 것이 빠져도 정상적인 변을 볼 수 없습니다.

변의를 느꼈을 때가 가장 좋은 배변 시간

세 가지 힘 중 우리가 의식하고 통제할 수 있는 것은 배설력뿐입니다. '배변 반사'는 오랜 시간 지속되는 것이 아니므로, 변의가 일어났을 때 배변하지 않으면 잔변이 되는데, 화장실에 가지 않고 참아서 배설력을 억제하면 변의가 사라집니다. 이런 상태가 계속되면 변 감지력이 쇠퇴하여, 쌓이는 잔변의 양이 점점 늘어나 출구 변비가 점점 심해지게 됩니다.

앞서 저는 아침 배변에 구애받을 필요가 없다고 말했습니다. 변의를 느끼면 낮이든 밤이든 밖이든 직장이든 참지 말고 즉시 화장실에 가는 습관을 들이면 배설력을 되찾을 수 있습니다.

【탈취제 활용하기】

배변 후의 냄새가 신경 쓰이지 않도록 탈취제 사용법을 알아두면, 외출한 곳에서도 배변을 참지 않고 쾌변을 할 수 있습니다.

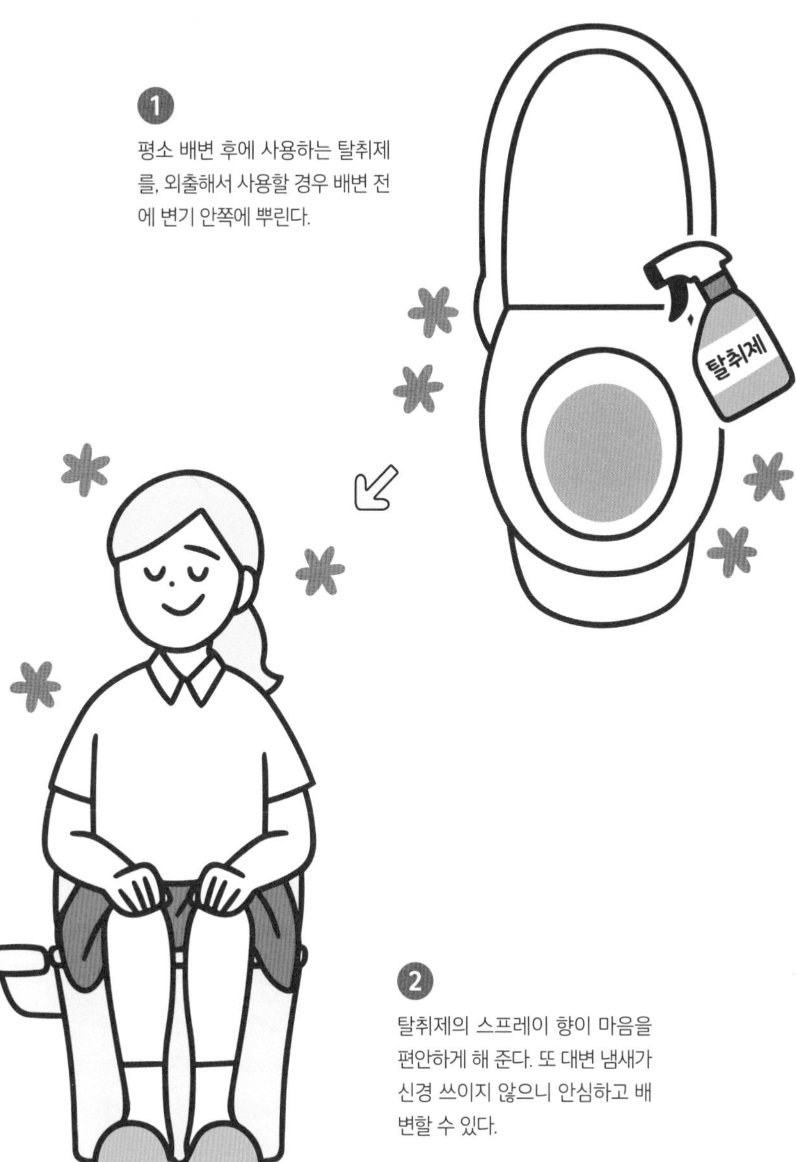

1
평소 배변 후에 사용하는 탈취제를, 외출해서 사용할 경우 배변 전에 변기 안쪽에 뿌린다.

2
탈취제의 스프레이 향이 마음을 편안하게 해 준다. 또 대변 냄새가 신경 쓰이지 않으니 안심하고 배변할 수 있다.

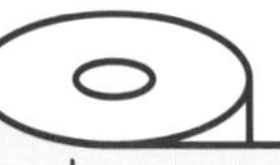

변이 나오기 쉬운 자세를 취하자

좌변기에 앉으면 '생각하는 사람'의 자세를 취한다

원활한 배변을 위한 자세 중 자주 예로 드는 것이 프랑스 조각가 로댕의 '생각하는 사람'의 포즈입니다. 쪼그리고 앉아 앞으로 기울인 형태의 이 포즈는 직장과 항문의 각도가 일직선이 되어 변이 나오기 쉽고, 항문을 조이는 근육이 느슨해지기 때문에 사람들 대부분에게 배설하기 좋은 자세입니다. 이때 팔꿈치 끝을 무릎 위에 올리면 앞으로 기울어진 안정적인 자세가 됩니다.

다만, 직장과 항문의 각도, 장의 크기와 형태는 사람마다 다릅니다. '이런 자세로는 변을 보기 어렵다'고 하는 사람은 자신에게 맞는 자세를 다양하게 시도해 보는 것이 좋습니다.

재래식 변기에서 취하는 자세가 배변하기 가장 좋은 스타일!

'생각하는 사람'의 자세를 취하는데도 대변이 잘 나오지 않는 사람은 발뒤꿈치를 들지 말고, 발바닥 전체가 바닥에 닿도록 해 보세요. 발뒤꿈치를 드는 것보다 힘이 빠진 상태이므로 편안해집니다. 발바닥이 바닥에 닿지 않을 때는 발밑에 발판을 놓고 허벅지를 배 쪽으로 끌어당기면서 상체를 앞으로 기울이면 배변하기 쉬워집니다.

이것은 재래식 변기에서 취하는 자세와 같습니다. 재래식 변기에서 배변하면 척추가 일직선이 되어 힘을 주기는 쉽지만, 오랜 시간 앉아 있으면 다리가 저리기 때문에 자연히 화장실에 있는 시간이 짧아지고 배에 지나치게 힘주는 것을 방지하는 데에도 도움이 됩니다.

【자신의 배변 자세를 찾아보자】

추천하고 싶은 자세는 '생각하는 사람'의 포즈입니다.
이 자세가 맞지 않을 경우, 자신이 가장 편안하게 배변할 수 있는
자신만의 베스트 포즈를 찾아보세요!

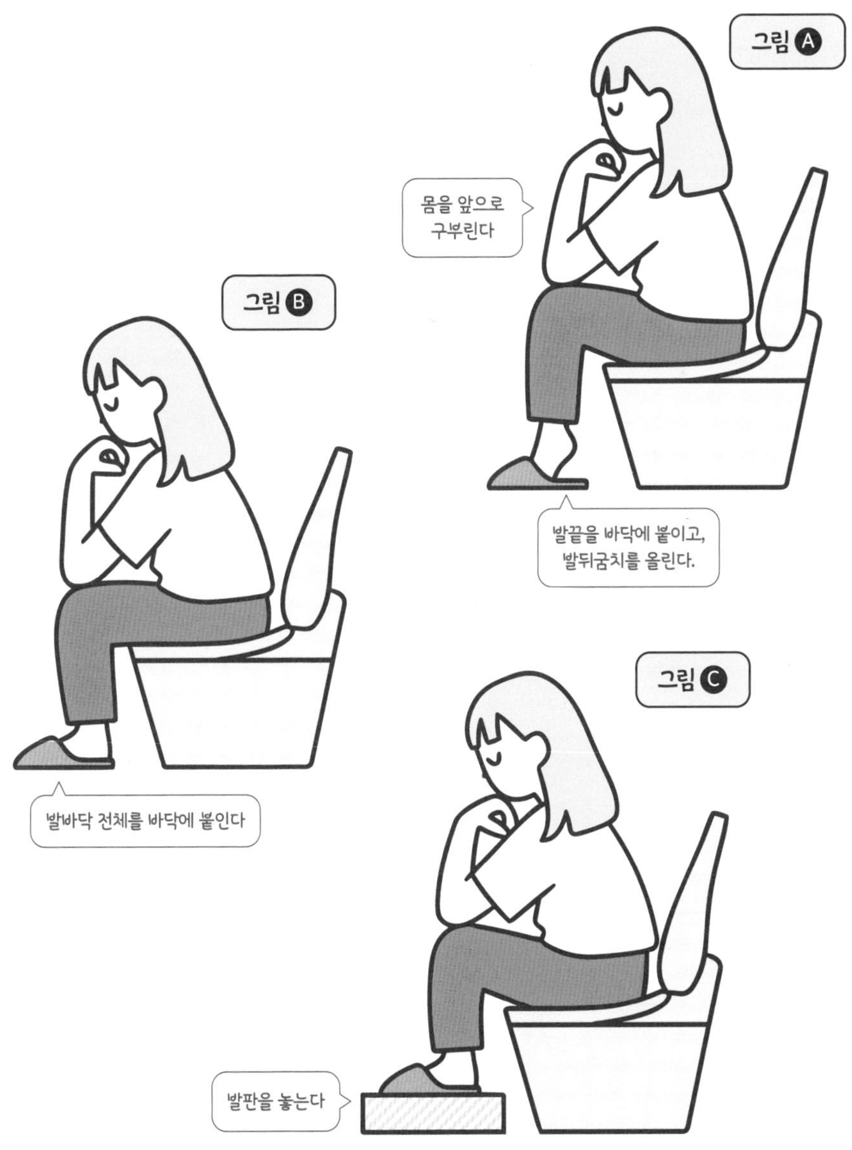
그림 A
몸을 앞으로 구부린다
발끝을 바닥에 붙이고, 발뒤굼치를 올린다.
그림 B
발바닥 전체를 바닥에 붙인다
그림 C
발판을 놓는다

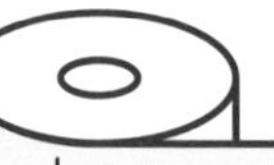

배변 반사를 최대한 이용하자

원활한 배변을 위해 필요한 것은 배변 반사와 배에 힘주기

대변이 직장으로 내려오면 변의가 일어나, 항문 괄약근이 느슨해지면서 배설할 수 있게 되는 것을 '배변 반사'라고 합니다. 이 배변 반사가 일어났을 때 항문에 가장 부담을 주지 않고 배변하는 요령은 배에 가볍게 힘을 주는 것입니다. 아무리 쾌변하는 사람이라도 배변 반사와 배에 힘주기, 이 두 가지를 갖추지 않고 배변하기는 어렵습니다.

다만 지나치게 힘을 주는 것은 금물입니다. 너무 심하게 복압을 가해서 배에 힘을 주면 항문이 울혈 되어 부어오르거나, 반대로 닫혀 버려 오히려 변이 잘 나오지 않을 수도 있습니다.

배변 반사가 일어난 타이밍을 중요하게 생각하고 원활한 배변이 될 수 있도록 노력해 보세요.

호흡을 이용해서 변을 쉽게 볼 수 있게 한다

가볍게 배에 힘을 주는 것만으로 대변이 나오지 않을 때는, 숨을 크게 들이마셔 배를 볼록하게 한 다음, 몸에서 힘을 빼고 천천히 숨을 내쉬면서 배에 힘을 넣어 보세요. 심호흡으로 숨을 들이마실 때 엉덩이의 구멍이 열리기 때문에, 배에 강하게 힘을 주지 않아도 배변하기 쉬워집니다.

배에 힘을 줄 때는 '숨을 멈추고 핏대를 세울 정도로 힘을 주지 않도록' 하는 것이 중요합니다. 양손을 들고 만세를 하거나 옆으로 펴면 힘을 지나치게 주는 것을 방지하는 데 도움이 되고 편안해지는 효과도 있습니다. 배에 힘을 줄 때는 1회에 10초 이내로 하고, 4~5회 힘을 줘도 변이 나오지 않을 때는 잔변감이 있어도 일단 화장실에서 나옵니다.

【배에 힘주기는 1회에 10초 이내】

배에 힘을 주기 때문에 변이 나오는 것이 아닙니다.
배에 힘주기는 단지 배변 반사를 돕는 최후의 한 방임을 명심하세요.

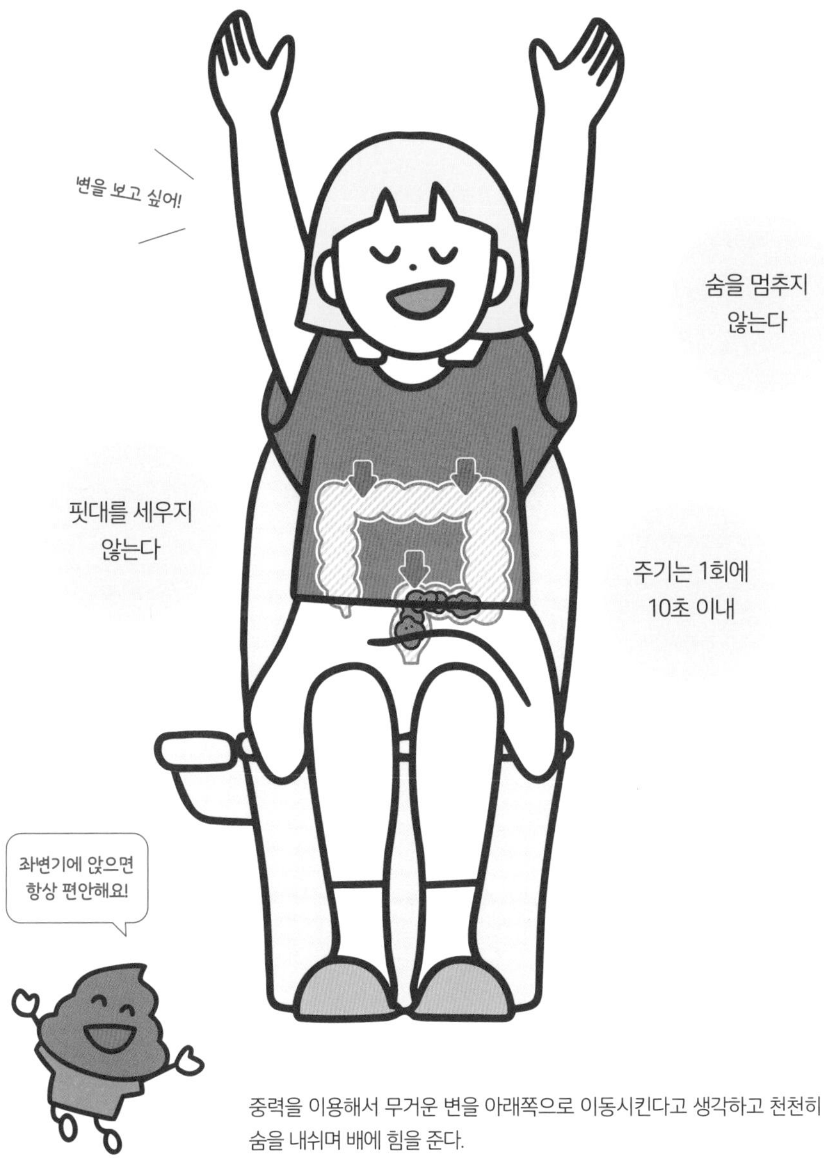

변을 보고 싶어!
숨을 멈추지 않는다
핏대를 세우지 않는다
주기는 1회에 10초 이내
좌변기에 앉으면 항상 편안해요!

중력을 이용해서 무거운 변을 아래쪽으로 이동시킨다고 생각하고 천천히 숨을 내쉬며 배에 힘을 준다.

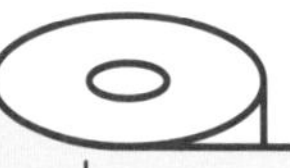

온수 세척은 부드럽게 3초 이내

온수 세정 변기 사용은 1일 1회

이제는 배변 후 온수 세정 변기를 사용해서 엉덩이를 씻는 것이 '상식'이 되었습니다. 따라서 현재 엉덩이에 문제가 없는 사람에게는 항문에 부드러운 온수 세정 변기 사용을 추천합니다. 사용 방법은 '수압은 가장 약하게, 수온은 가장 낮게, 세정 시간은 3초 이내, 세정 횟수는 1일 1회'입니다.

놀라겠지만, 그 이상으로 사용하면 피부의 유익균이며 미기균(아름다운 피부균)인 '표피 포도상 구균'이 씻겨 내려가 피부가 거칠어집니다. 게다가 피부의 보호 장벽 기능을 상실해 면역도 저하되므로 균이나 바이러스에도 감염되기 쉬워집니다.

공공 화장실에서는 온수 세정 사용 금지

공공 화장실에서는 온수 세정 변기 사용에 주의해야 합니다. 같은 노즐을 공유하므로, 항문에 닿은 후 흩뿌려진 물이 질이나 요도로 스며들어 방광염이나 다양한 감염증을 일으키고, 경우에 따라서는 성병에 걸리는 사례가 증가하고 있습니다.

변비와는 다른 문제지만, 비데가 위험하다고 합니다. 반복되는 방광염의 원인은 온수 세정 변기인 비데 때문이라는 논문이 비뇨기과 영역에서 나오고 있습니다. 방광염에서 균이 퍼져 요관염이나 신우염이 발생했다는 증례가 있고, 질염, 자궁내막증, 임산부 조산까지 초래했다는 사례도 보고되고 있습니다. 엉덩이와 함께 질을 세정할 때도 주의가 필요합니다.

【그래도 온수 세정 변기를 사용해야 한다면】

'배변 후 엉덩이를 씻지 않으면 개운하지 않다'고 하는 사람은
1일 1회, 아래의 조건을 지켜서 사용하세요.

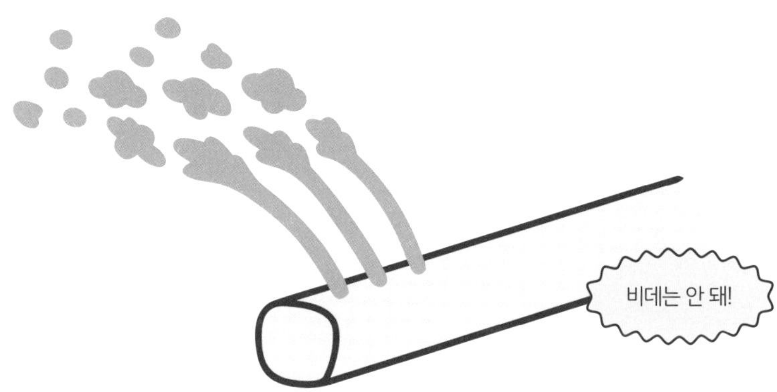

❶ 수온을 사람의 피부 이하 온도로

❷ 수압을 약하게

❸ 3초 이내에

❹ 온풍 건조는 하지 말 것

❺ 공공 화장실에서는 사용하지 말 것

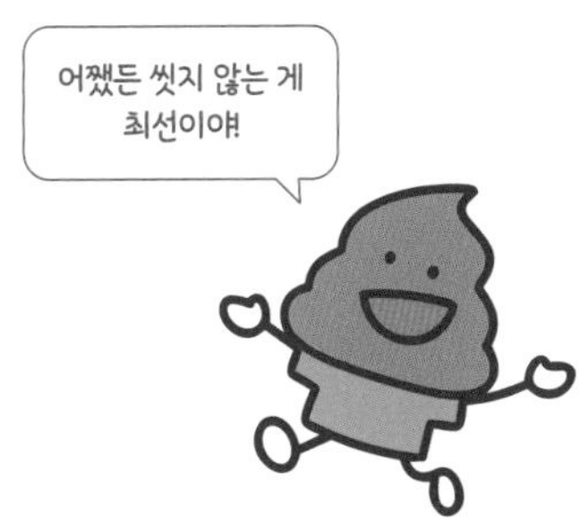

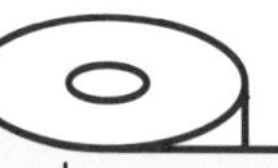

일단은 그 자리에서 배 마사지

아랫배를 흔들어 주는 마사지가 효과적

'화장실에 갔는데 도무지 나오지 않는다', '변이 나오기는 했지만 아직 남아있는 느낌이 든다'라고 할 때는 배 마사지를 하는 것이 좋습니다. 이때 마사지는 대변의 흐름을 재촉하듯이 장을 자극하는 마사지가 아니라 아랫배를 위아래로 흔들어서 자극하는 방식입니다. 배의 변비로 인해 복부 팽만감이 있거나 3일 이상 배변을 하지 않았을 때는 복부를 시계방향으로 부드럽게 원을 그리듯이 마사지하는 것이 효과적이지만, 변이 이미 출구 부근까지 와 있는 경우에는 출구 부근을 흔들어서 자극하는 것이 효과적입니다.

이 '하복부 흔들기'를 하면 수십 초 만에 변의를 느끼게 되어, 배에 가벼운 힘만 주어도 변이 쉽게 나옵니다.

효과가 없을 때는 화장실에서 벗어난다

'하복부 흔들기' 방법은 다음과 같습니다.

① 좌변기에 앉아서 '생각하는 사람'처럼 상체를 약간 앞으로 구부립니다. 발뒤꿈치는 바닥에 붙이든 까치발이든 상관없습니다.

② 양 손의 엄지손가락을 배꼽에 올리고 P.127의 일러스트처럼 아랫배를 감싸듯이 잡아 줍니다.

③ 배에 힘을 주지 말고 편안하게 배를 위아래로 부드럽게 흔들어 줍니다.

이 마사지는 많은 사람이 빠른 효과를 실감하는 방법입니다. 그런데 이렇게 해도 좀처럼 효과가 나타나지 않을 때는 일단 포기하고 화장실을 벗어나서 다시 변의가 올 때까지 기다립니다.

【하복부 흔들기를 해 보자】

배가 아니라 변이 있는 하복부를 위아래로 자극하는 것이 효과적입니다.

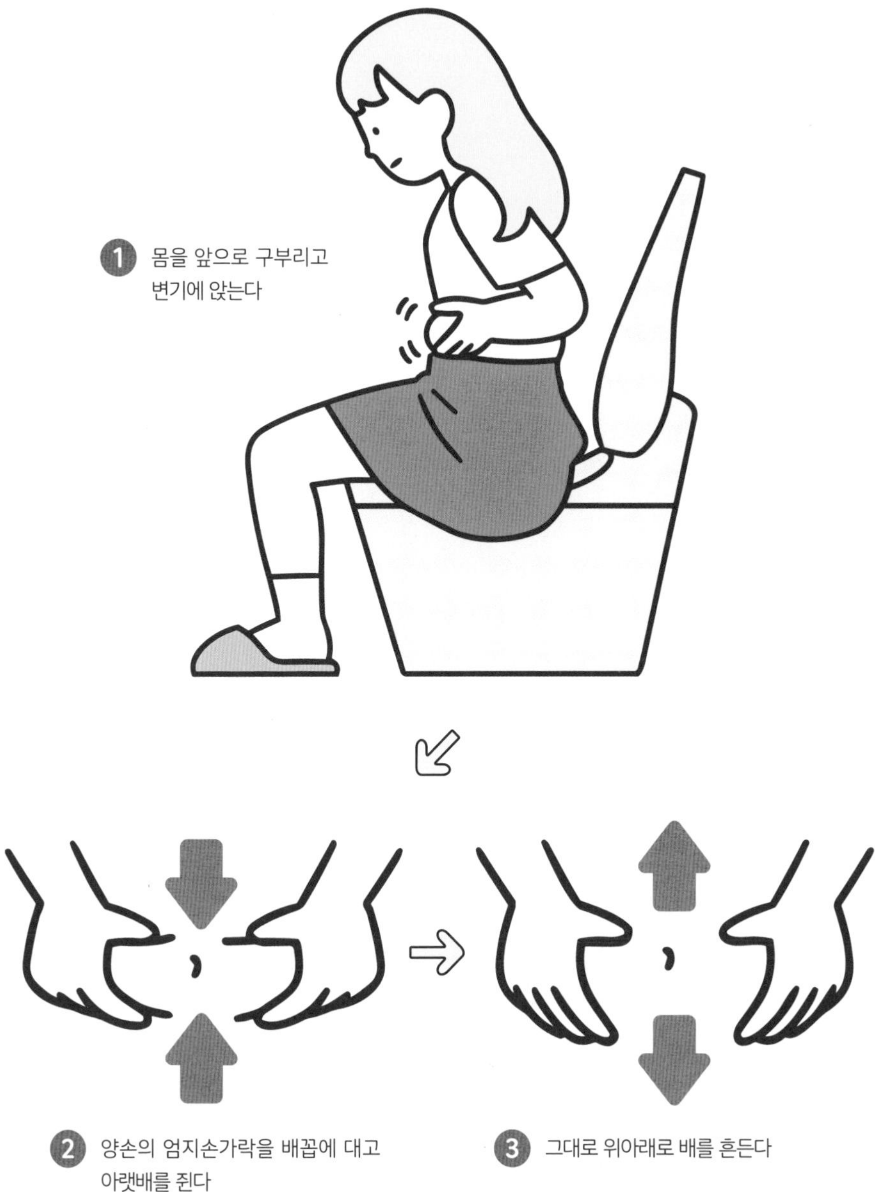
1 몸을 앞으로 구부리고
변기에 앉는다
2 양손의 엄지손가락을 배꼽에 대고
아랫배를 쥔다
3 그대로 위아래로 배를 흔든다

화장실 사용법 정리

엉덩이에 부담을 주지 않고 배변하기 위한 다섯 가지 사용법을 지켜서 올바른 배변 습관을 들이도록 합시다.

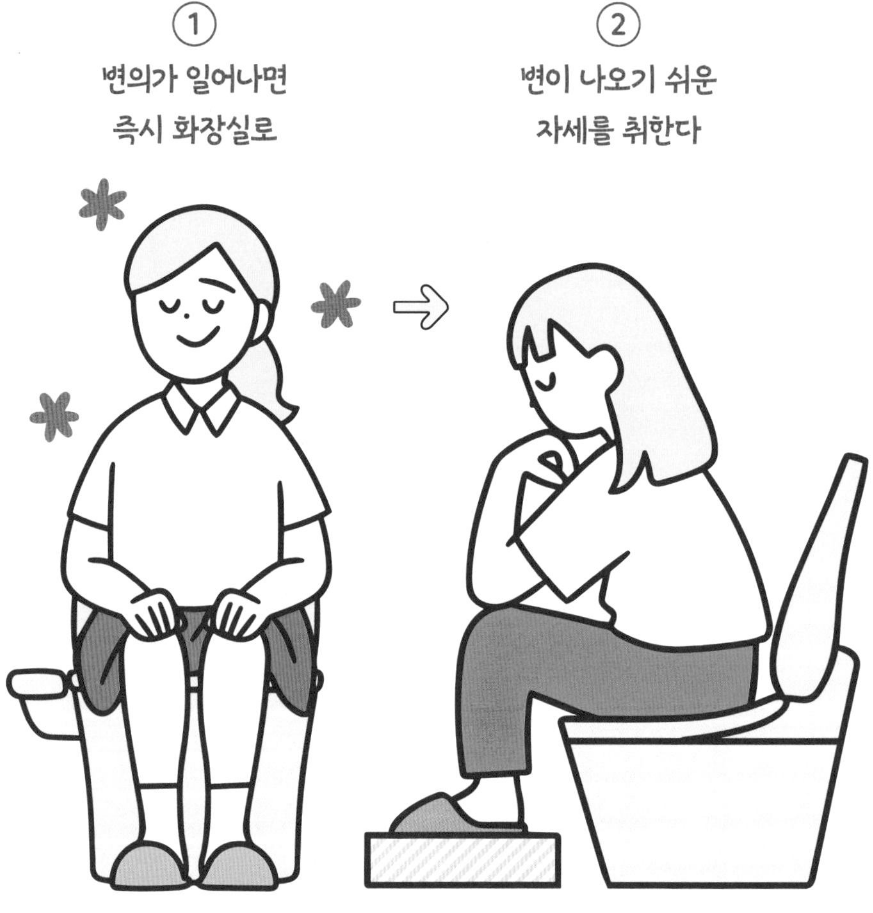
①
변의가 일어나면
즉시 화장실로
②
변이 나오기 쉬운
자세를 취한다

변의를 참으면 변비나 치질의 원인이 됩니다. 변의가 일어나면 참지 말고 가능한 한 신속하게 화장실에 가야 한다는 것을 명심하세요.

변이 나오기 쉬운 것은 항문과 직장이 일직선이 되는 '재래식 변기'에서의 배변 자세입니다. 발바닥 전체를 바닥에 붙이고 상체를 앞으로 구부려서 허벅지 가까이 붙입니다.

③

힘주기는 1회에 10초 이내

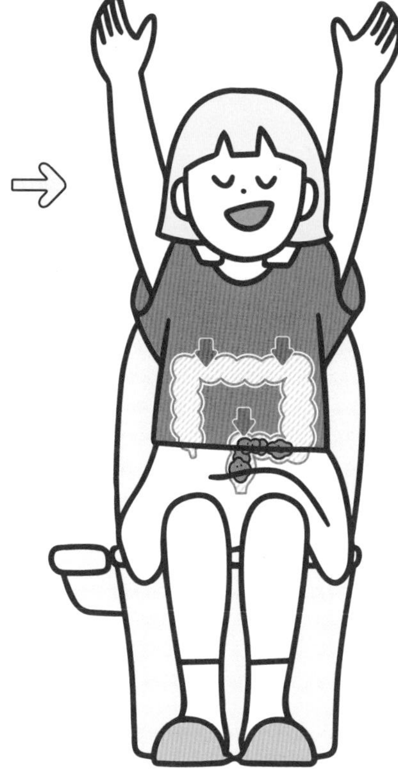

무리하게 힘을 주면 항문에 부담이 됩니다. 힘주기는 1회에 10초 이내. 1분간 힘을 주어도 나오지 않을 때는 일단 화장실에서 벗어나야 합니다.

온수 세정은 3초 이내

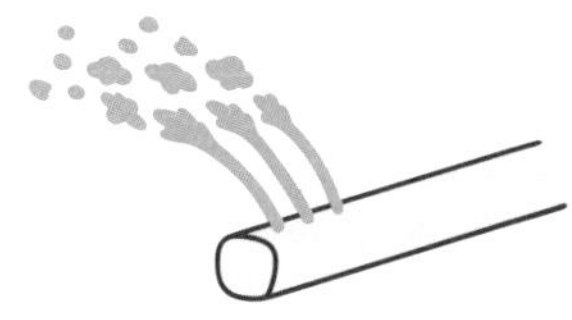

엉덩이는 씻지 않는 것이 가장 좋습니다. 온수 세정 변기를 사용할 때는 수온을 피부 이하의 온도로 하고, 가장 약한 수압에서 3초 이내로 세정합니다.

잔변감이 있으면 하복부를 흔든다

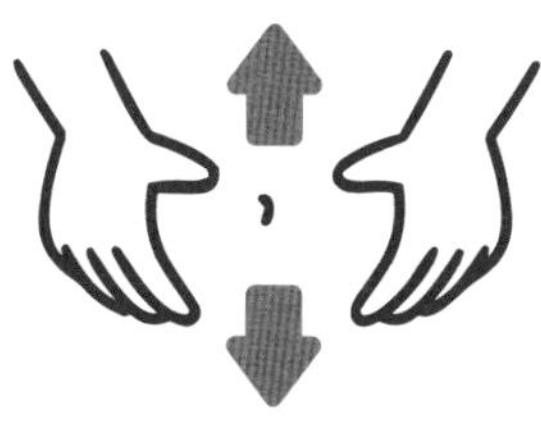

배설 후에 잔변감이 있지만 좀처럼 나오지 않을 때는 P.127의 '하복부 흔들기'를 참고해서 하복부를 마사지합니다.

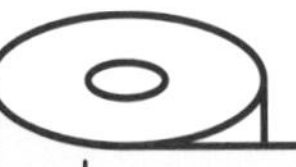

대변은 해독의 성과물

체내 독소의 약 75%가 대변으로 배설된다

우리 몸은 약 24시간 주기로 체내 환경을 조절하는 '생체 시계'를 가지고 있습니다. '일주기 리듬'이라고도 하는데, 우리는 이 생체 시계에 맞춰 식사와 수면을 취하고, 다음날 시원하게 배변을 해서 디톡스(해독)합니다.

생체 시계는 오후 7~9시가 되면 혈압이 내려가고, 오후 9~11시가 되면 몸에 쌓인 독소와 노폐물을 몸 밖으로 배설하는 디톡스 준비를 시작합니다. 대변은 디톡스를 한 결과 만들어진 배설물이며, 몸에 있는 독소의 약 75%가 변으로 배설됩니다. 좋은 변을 만들어 몸에서 완전히 내보내는 것이 건강을 유지하는 데도 중요합니다.

공복 시간으로 세포를 활성화!

현대에는 하루 세 끼가 기본이 되었지만, 인류의 역사는 굶지 않고 살아남기 위한 투쟁이라고도 합니다. 이 때문에 먹은 음식을 에너지 효율이 좋은 지방으로 바꿔 저장하고, 공복 상태가 지속되면 자신의 세포를 분해해서 세포를 재활용하는 '오토파지(자가 포식)'가 활성화되는 등 몸은 유전자 수준에서 다양한 기아 대책을 마련해 왔습니다.

12시간 이상의 공복은 위장을 쉬게 하고 혈액 속의 남은 영양소와 노폐물을 해독하여 변비를 해소하며 면역기능을 높여 줍니다. 저녁 식사 후에는 12시간 이상 공복을 유지하는 습관을 들여 세포를 활성화하고 배변에 필요한 힘을 강화해 보세요.

【공복 시간을 잘 지키는 것도 중요】

밤의 수면 시간을 이용해서
쁘띠 단식 습관을 길러 보세요.

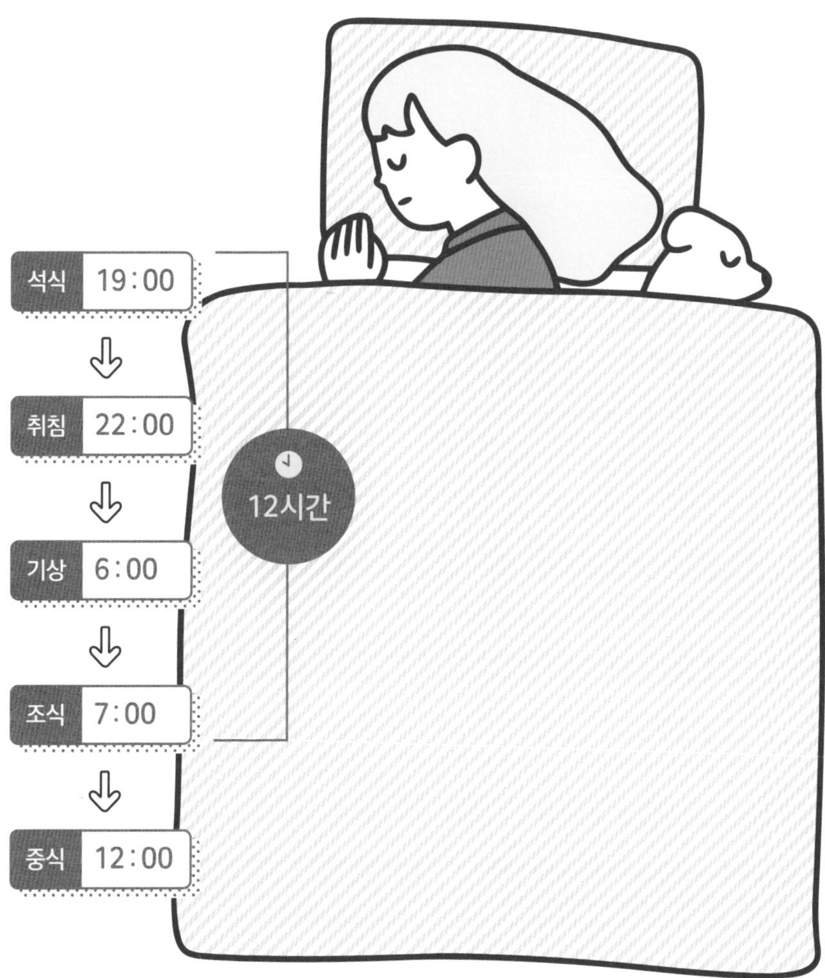

지친 장의 세포를 잘 쉬게 함으로써 배변에 필요한 세 가지 힘(→ P.118)을 활성화할 수 있다.

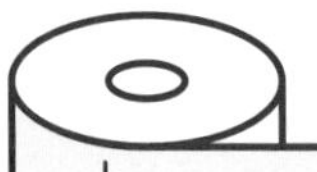

배와 엉덩이를 따뜻하게 한다

평균 체온이 1도 내려가면 면역력이 30%까지 떨어진다

일본인의 평균 체온은 36.89℃로 약 70%의 사람이 36.5℃~37.2℃ 범위에 있습니다. 체온에는 개인차가 있지만, 체내 열을 만드는 공장인 근육은 체열의 40% 이상을 만들어 내는데 남성보다 근육량이 적은 여성이나 고령자는 열을 만들어 내기 어려우므로 체온이 낮은 경향이 있습니다. 체온이 낮고 스트레스 등으로 교감 신경이 우위인 상태가 계속되면, 혈관이 수축하여 혈액 순환이 나빠지고 내장 기능이 저하되어 변비나 설사의 원인이 됩니다.

체온이 1℃ 올라가면 면역력이 최대 5~6배나 오르지만, 반대로 1℃ 내려가면 30%나 떨어지므로 변비 해소를 위해서도 몸을 따뜻하게 하는 것이 중요합니다.

'온활'로 여러 가지 이상 증상을 개선

목욕 후에 배를 만져서 손의 온기가 느껴진다면 배가 차가워졌다는 증거입니다. 변비나 설사에 잘 걸리는 사람은 의식적으로 배를 따뜻하게 하는 것이 좋습니다. 배를 따뜻하게 하면 장의 기능이 활발해져서 변비가 있는 사람은 배변이 좋아지며, 설사 증상이 있는 사람도 증상이 쉽게 개선됩니다.

P.133에서 소개하는 간단한 '온활'을 하는 것만으로도 배변뿐만이 아니라 어깨 결림, 부종, 생리 불순 등 다양한 이상 증상이 개선됩니다. 특히 여름에는 냉방을 조심하여 냉기가 발생하기 쉬운 3개의 목(목, 손목, 발목)이 차가워지지 않게 주의해야 합니다.

【온활의 포인트】

일상생활 속에서 가벼운 '온활'을 하면서
몸이 차가워지지 않도록 보호하세요!

따뜻한 음료를 섭취한다

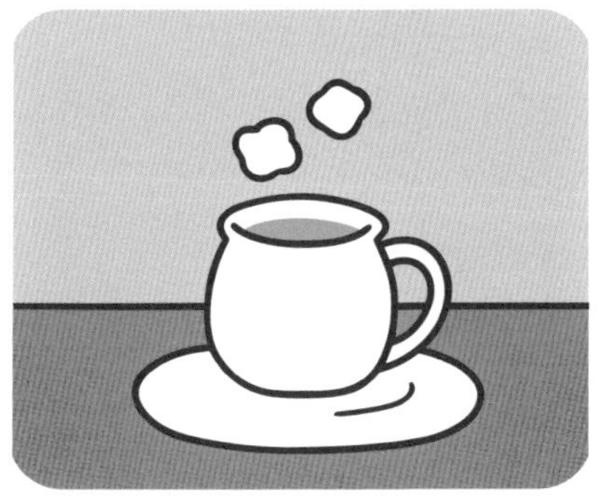

내장의 온도가 내려가지 않기 위해 차가운 것을 너무 많이 섭취하지 않도록 주의하고, 여름에도 가능한 한 따뜻한 음료를 마시도록 한다.

욕조에 느긋하게 몸을 담근다

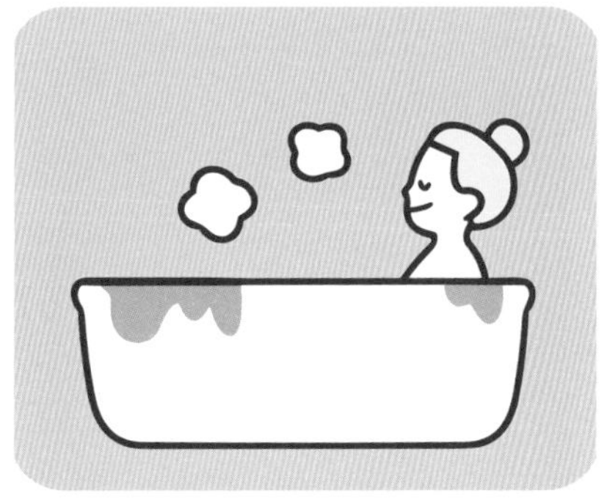

샤워만 하고 욕조에 몸을 담그는 습관이 없는 사람은 치질이 악화되기 쉽다. 40℃ 전후의 뜨거운 물에 몸을 담가 몸을 따뜻하게 하는 것이 좋다.

목, 손목, 발목을 따뜻하게 하기

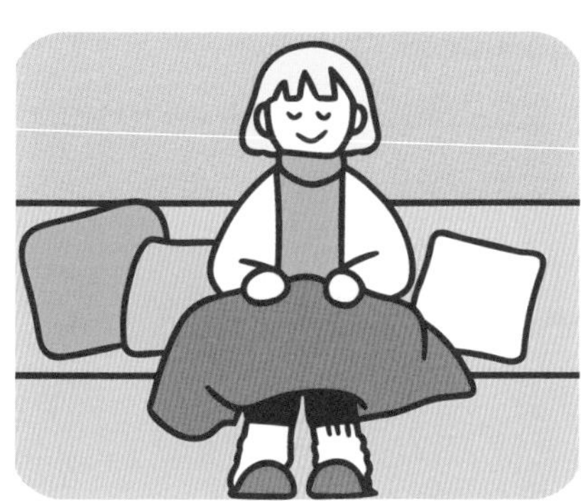

'3개의 목'이라고 불리는 목, 손목, 발목의 피부 가까이에는 온몸의 조직에 혈액을 공급하는 동맥이 지나간다. 따라서 이곳을 따뜻하게 해 주면 효율적으로 온몸의 혈액을 따뜻하게 할 수 있다.

따뜻한 물주머니나 핫팩을 배에 올리거나, 복대를 사용한다

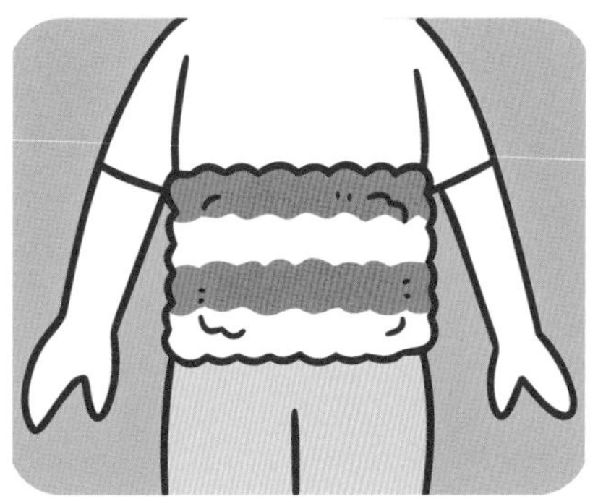

배를 따뜻하게 하려면 적극적으로 시도해 보자. 혈류가 막히면 냉증으로 이어지므로 몸을 압박하는 옷이나 속옷 착용은 삼가는 것이 좋다.

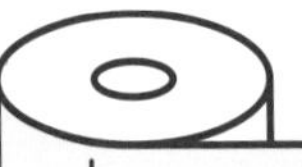

가벼운 상하 운동으로 변비 개선

생활 속에서 몸을 움직일 수 있도록 고민해 보기

최근 '변비에 효과적인' 운동이나 체조가 놀라울 정도로 많이 생겨나고 있습니다. 효과는 사람에 따라 다양하지만 운동은 꾸준히 지속해야 의미가 있습니다. 걷기, 조깅, 스트레칭, 요가, 헬스 등 자신이 좋아하는 운동을 계속하거나, 몸을 움직이는 활동을 한다면 무엇이든 상관없습니다. 운동은 매일 10분이든, 혹은 일주일에 O회 O시간이든 시간을 정해서 할 수 있다면 어느 것이든 좋은 방법이지만, 운동과 달리 배변은 매일 하는 것이 좋습니다.

무엇보다 일상생활 속에서 최대한 몸을 움직여서 운동 부족이 되지 않도록 해야 합니다.

'아와오도리' 춤 동작이 변비 예방에 효과적

변비 예방이나 개선을 위한 운동은 근육을 단련하기 위한 것이 아니라, 몸을 움직임으로써 자율 신경의 균형을 맞추기 위한 것입니다. 특히 고령자의 경우, 운동 부족은 식욕 감퇴를 초래하여 장의 운동성을 감소시키며, 근력 약화로 이어져 변비가 점점 악화하기도 합니다. 가벼운 운동이라도 배가 상하로 움직이는 운동이라면 장에 자극이 되고, 변비 개선에 효과가 있습니다. 특히, 몸을 살짝 앞으로 숙이면서 허리를 리드미컬하게 흔드는 '아와오도리'의 동작은 출구 변비에 효과적입니다. 변비를 예방하기 위한 운동으로 도전해 보는 것도 좋을 것입니다.

【복부의 상하 진동이 가능한 추천 운동】

변비에 효과가 있는 운동을 생활에 적용해서 변비를 예방해 보세요.

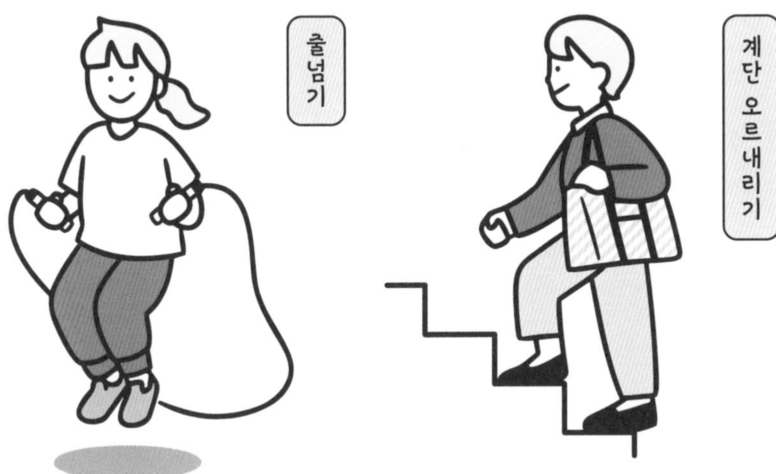

유산소 운동이며, 지구력 향상과 골밀도 향상 외에 심폐 기능을 높이는 효과도 기대할 수 있는 쉬운 복부 상하 운동이다.

하체에는 전신 근육의 60% 이상이 모여 있는데, 엉덩이와 다리를 함께 단련할 수 있다.

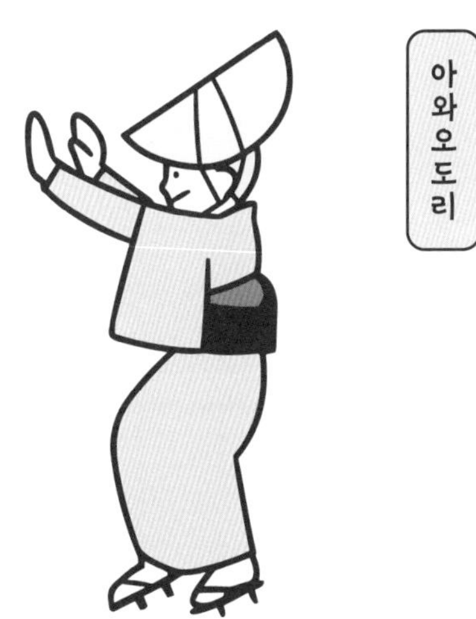

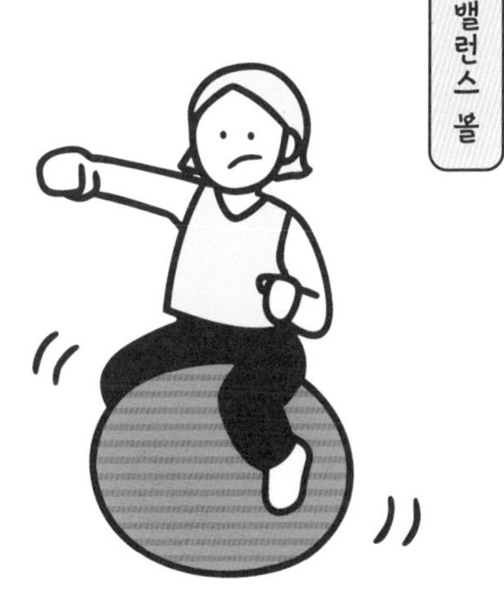

허리를 상하로 흔드는 '아와오도리' 동작은 하체뿐만 아니라 전신을 사용하는 운동이다. 하체의 근력 향상과 하복부에 좋은 운동이 된다.

근력뿐만 아니라 근지구력, 유연성, 균형 감각 능력의 향상을 기대할 수 있다. 책상 앞에서도 밸런스 볼에 앉아 있으면 상하 진동에 효율적이다.

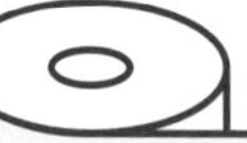

변비에 효과가 있는 경혈과 발바닥의 반사구

경혈을 자극해서 몸의 정체된 상태를 개선

동양의학에서는 몸의 이상 증상을 몸에서 보내는 SOS로 파악하고 근본적인 개선 방법을 찾습니다. 예를 들어, 변비는 본래 배설되어야 할 불필요한 물질이 체내에 정체된 상태이므로, 방치하면 몸의 곳곳에서 이상 증상을 일으킵니다. 자세한 치료법은 증상이나 체질에 따라 다르지만, 경혈을 자극하는 것이 정체된 곳을 개선해 주기에 가장 쉽고 효과적인 방법의 하나입니다.

경혈은 인체를 구성하는 '기·혈·수'라는 3요소의 통로인 '경락' 위에 점처럼 분포된 혈 자리의 총칭으로, 이 경혈을 자극해서 경락을 흐르는 기를 조절하면, 경락으로 연결되는 부위가 활성화되어 증상이 개선됩니다.

경혈보다 범위가 넓은 발바닥의 반사구를 마사지

발바닥의 '반사구'를 자극하는 것은 '리플렉솔로지'라는 반사요법의 개념에 따른 것입니다. 발바닥은 신체의 기관과 내장에 연결된 말초 신경이 집중된 부분입니다. 반사구를 자극하면 이에 대응하는 기관과 내장에 작용하여 몸 상태를 개선해 주는 효과가 있습니다. 경혈보다 범위가 넓어서 자극을 주기 쉽다는 것도 특징입니다.

P.137에는 변비에 효과가 있는 경혈과 반사구를 소개해 두었습니다. 신체 기관의 각 부분에 대응하는 포인트를 골고루 잘 풀어주면, 우리가 가진 자연 치유력을 높여서 증상을 개선하고 질병을 예방할 수 있습니다.

【변비에 효과 있는 경혈 6개와 반사구 3개】

배변에 효과가 있는 6개의 경혈과 3개의 반사구를 소개합니다.
아래 내용에 따라 테스트해 보세요!

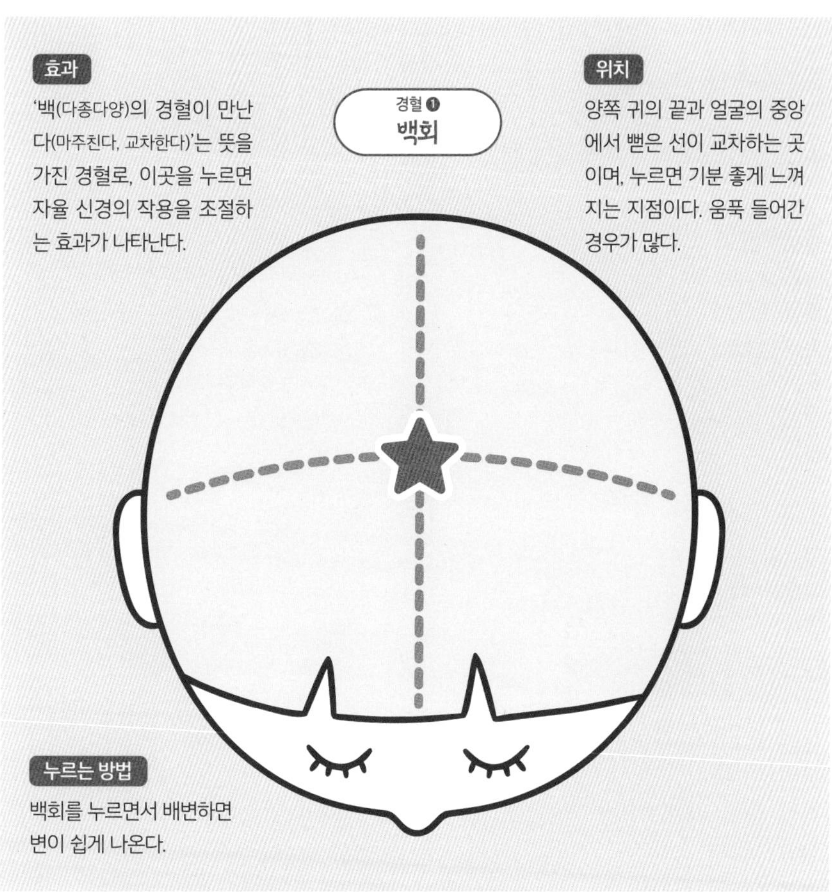

효과
'백(다종다양)의 경혈이 만난다(마주친다, 교차한다)'는 뜻을 가진 경혈로, 이곳을 누르면 자율 신경의 작용을 조절하는 효과가 나타난다.
경혈 ❶
백회
위치
양쪽 귀의 끝과 얼굴의 중앙에서 뻗은 선이 교차하는 곳이며, 누르면 기분 좋게 느껴지는 지점이다. 움푹 들어간 경우가 많다.
누르는 방법
백회를 누르면서 배변하면 변이 쉽게 나온다.

경혈과 반사구를 누르는 방법의 포인트

6개의 경혈을 약간 아프면서도 시원한 정도의 힘으로 눌러보고, 자신에게 가장 효과가 있었던 경혈을 기억해 두었다가, 화장실 안에서 혹은 화장실에 들어가기 전에 각각의 경혈을 눌러 배변 준비를 하면 된다.

반사구는 3개의 반사구만으로도 가능한데, 좌우 양쪽 발바닥과 종아리 전체를 주무르거나 마사지하면 몸 전체가 건강해진다.

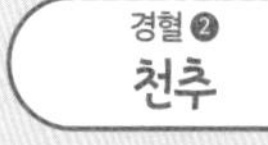

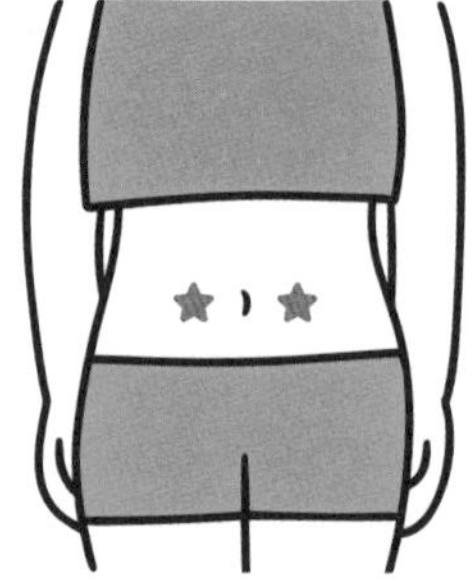

위치 배꼽에서 좌우로 손가락 3개만큼 바깥쪽

효과 소화기와 비뇨기의 기능 촉진

누르는 방법 천추를 엄지손가락으로 누르면서 허리를 비틀거나, 등을 펴거나, 앞으로 구부려서 자극하면 변비에 효과적이다.

경혈 ❸ 변비점

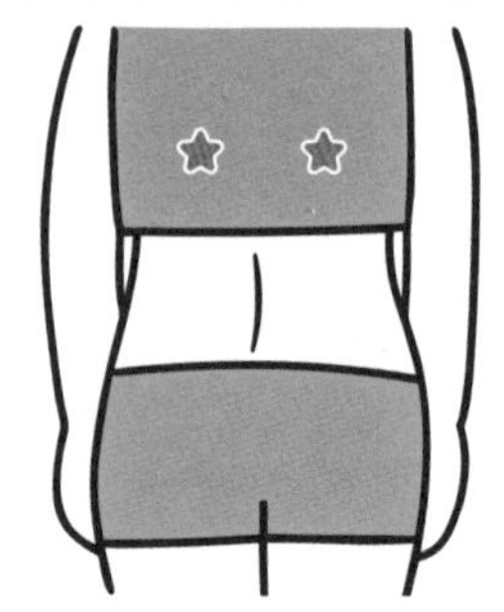

위치 맨 아래 갈비뼈에서 손가락 2개만큼 아래쪽, 등뼈에서 손가락 4개만큼 바깥쪽

효과 변비에 특별한 효과가 있는 경혈

누르는 방법 허리의 잘록한 부분에 손을 얹고, 엄지손가락으로 변비점을 누르면서 허리를 비틀었다가 등을 폈다가 한다.

경혈 ❹ 대거

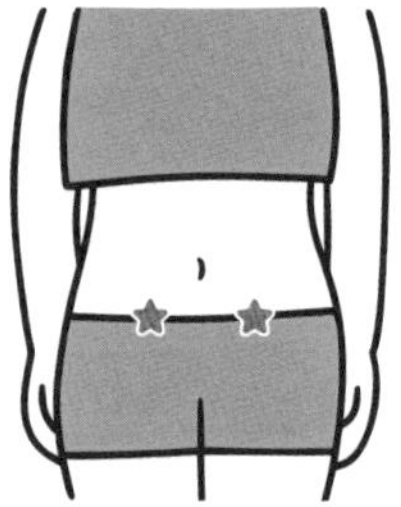

위치 천추(배꼽에서 손가락 3개만큼 바깥쪽)에서 손가락 3개만큼 아래쪽

효과 만성 변비와 설사의 특별한 효과가 있는 경혈

누르는 방법 엄지손가락으로 대거의 경혈을 누르면서 허리를 비틀거나, 등을 펴거나, 앞으로 구부려서 자극한다.

경혈 ❺ 수삼리

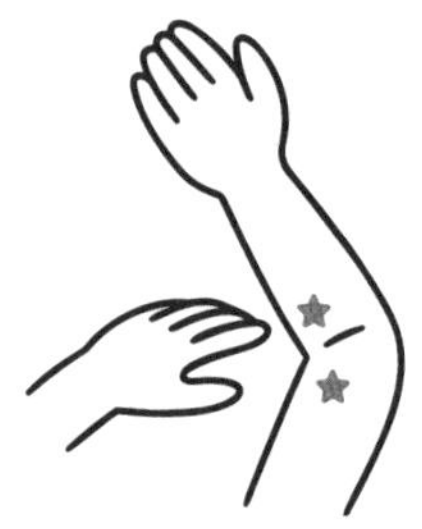

위치 팔꿈치를 구부렸을 때 생기는 팔의 주름에 검지를 올려놓고, 손가락 3개만큼 손목 쪽

효과 설사, 복부 팽만 등 대장의 이상 증상에 효과

누르는 방법 경혈을 돌리듯이 주물러서 아프면서도 시원할 정도로 자극한다.

경혈 ❻

회양

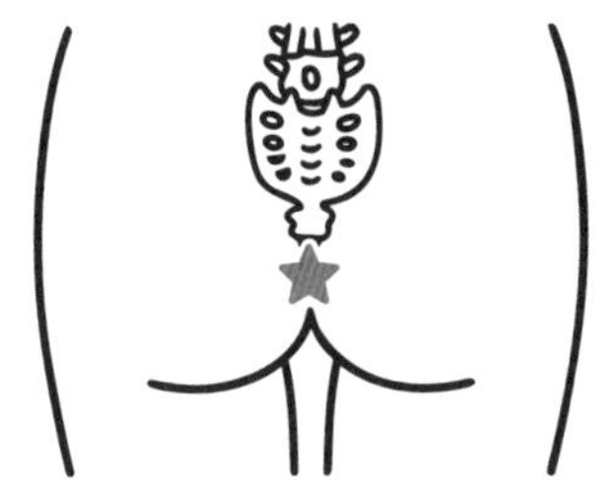

위치 꼬리등뼈(미저골)에서 엄지손가락의 절반 정도 바깥쪽

효과 만성 치질, 몸의 냉증, 변비와 설사 등에 효과가 있다. 특히 치질에 특별한 효과가 있는 경혈이다.

누르는 방법 꼬리뼈를 양손으로 움켜쥐듯이 꾹꾹 눌러서 자극하면 효과적이다.

반사구 ❶

직장과 항문의 반사구(양쪽 발목)

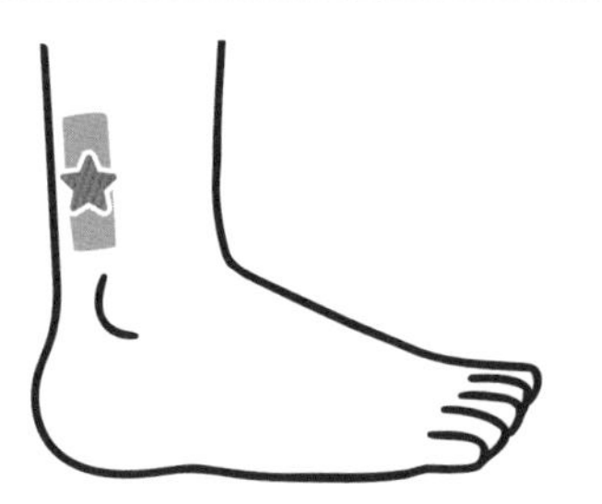

위치 양쪽 발의 안쪽 측면의 반사구 52번. 발뒤꿈치의 바닥에서 뼈를 따라 위쪽으로 약 10cm 부위

효과 잔변을 개선

누르는 방법 아킬레스건 바로 위에서부터 종아리가 부드러워질 때까지 주물러 준다.

반사구 ❷

직장의 반사구(왼쪽 발바닥)

반사구 ❸

항문의 반사구(왼쪽 발바닥)

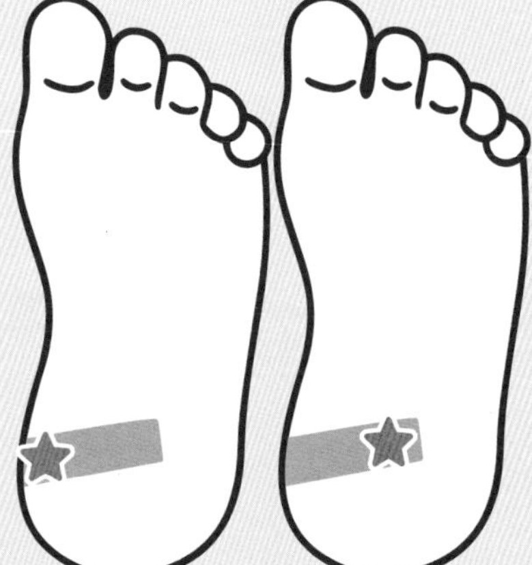

위치 왼발의 반사구 32번

효과 치질 개선

누르는 방법 눌러서 아픈 지점을 주물러서 풀어 준다.

위치 왼발의 반사구 31번

효과 배에 힘을 줘도 변이 나오지 않고 잔변감이 있을 때 잔변을 개선

누르는 방법 부드러워질 때까지 주물러서 풀어 준다.

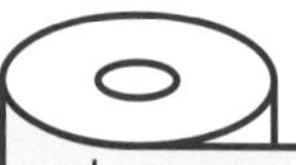

관장을 직접 하는 것은 위험

몸에 부담이 적고 효과가 빠른 좌약과 관장

항문과에서는 나쁜 상태의 묵은 잔변을 시원하게 배설하는 데 '좌약(레시카본 좌약)'과 '관장'을 사용합니다. 둘 다 항문으로 삽입해서 자극을 주어 인공적으로 변의를 일으킵니다. 내복약과 달리 간에 부담이 없고 다른 약물에 영향을 주지 않으며, 직장을 자극해서 실제와 비슷한 변의를 일으키게 하는 것이 특징입니다.

좌약은 신속하게 '텅 빈 느낌'을 되찾고 싶은 사람에게 추천하지만, 익숙하지 않으면 제대로 할 수 없는 경우도 많습니다.

관장을 손쉽게 하기 위해서는 주의가 필요

관장은 노즐로 직장에 상처를 입히거나, 미주 신경 반사(→ P.58)로 인한 혈압 저하 등의 위험이 있으므로 관장을 직접 하는 경우에는 주의해야 합니다. 자극이 강하기 때문에 의사가 처방할 때도 좌약이 효과가 없는 경우에 마지막 수단으로 사용하고 있습니다.

예로부터 고령자 중에는 관장약을 변비약이라고 친숙하게 생각하고 변이 나오지 않으면 직접 관장을 하는 분도 많습니다. 최근에는 다루기 어려운 긴 노즐의 관장약도 시판되고 있어서, 기본적으로 요양 시설 등에서도 의사나 간호사의 지시나 확인이 필요한 '의료 행위'가 되었습니다. 올바른 지식을 바탕으로 시행하는 것이 필요합니다.

【좌약, 관장에 대하여】

스스로 투여할 때는 사용법에 유의해서 올바르게 사용하는 것이 중요합니다.

레시카본 좌약

항문에 삽입하여 사용하는 약을 말한다. 안쪽으로 확실하게 밀어 넣어 직장에 삽입한다. 탄산가스(인공적인 방귀)를 발생시켜 배변을 촉진해 준다.

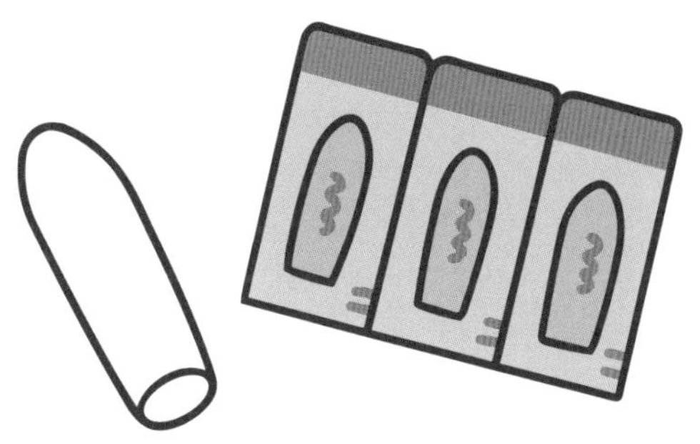

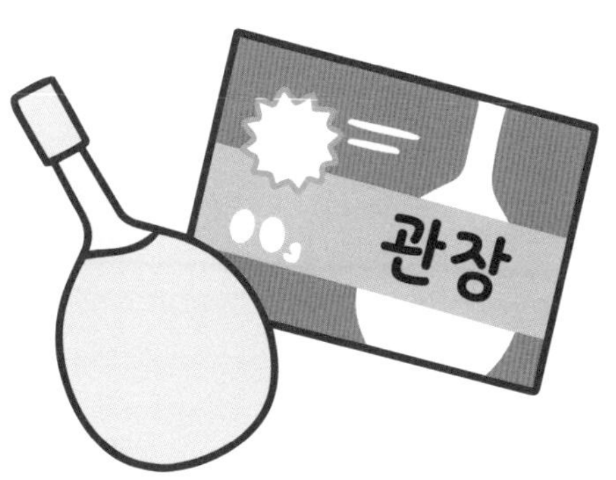

관장

관장은 항문에 약액을 넣어 장의 벽면을 미끄러지기 쉽게 만들거나, 장을 자극해서 장의 연동운동을 자극하여 배변을 유도한다.

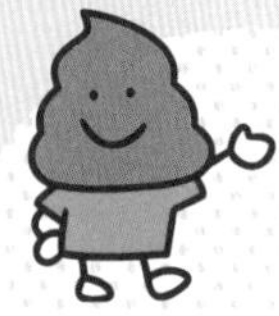

항문과를 선택하는 방법

엉덩이 문제는 역시 전문 항문과를 선택해서 진료받아야 합니다.

항문과란

'항문과'는 말 그대로 항문의 질병을 주로 치료하는 진료과를 말합니다. 변비는 물론 배변 시의 통증이나 출혈, 응어리(용종) 등 배변이나 항문의 문제가 있을 때는 전문 항문과를 방문해야 합니다. 참고로 일본 정부가 2008년부터 진료 과목 표시 방법을 폭넓게 허용함에 따라, 수술까지 할 수 있는 '항문외과', 수술은 하지 않고 보존 치료를 주로 시행하는 '항문내과'라는 이름을 사용하게 되었습니다.

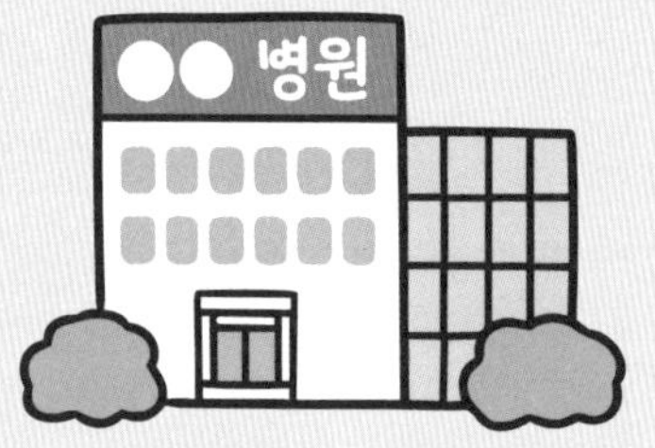

용기를 내어 일찍 진료받는다

엉덩이에 대한 고민은 민감한 부위인 만큼 불편함을 느끼면서도 진료받기를 주저하다가 결국 시판 약으로 대충 넘기거나 방치해 버리기 쉽습니다. 그러다가 증상이 악화해 어쩔 수 없게 되면 병원에 가는 경우도 드물지 않습니다. 어떤 문제라도 조기 발견과 조기 치료가 중요합니다. '변비 정도로', '치질이라니 부끄러워서'라고 생각하지 말고, 증상이 나타나면 가급적 빨리 항문과에서 진료받으시기를 바랍니다.

미노리 선생님의 진료실
https://ameblo.jp/drminori/
엉덩이에 관한 다양한 정보를 일본어로 안내하고 있으니 참고하세요.

제 3 장

엉덩이와 마음은 연결되어 있다

변비나 치질은 엉덩이의 문제뿐만 아니라
몸과 마음 전체의 문제이기도 합니다.
이와 관련하여 알아봅시다.

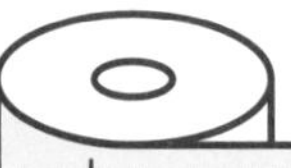

배변에는 부교감 신경이 중요

자율 신경의 혼란은 배변에도 영향을 미친다

소화와 배설에 관계되는 작용을 하는 '자율 신경'은 대뇌의 직접적인 영향을 받지 않고 그 이름처럼 자율적(자동적)으로 작동하여 대사, 체온, 호흡 등의 생명 유지 기능을 조절함으로써 체내 환경을 일정한 상태로 유지해 주는 '항상성(homeostasis)'을 담당합니다. 자율 신경은, 활동할 때 우위가 되는 '교감 신경'과, 휴식하거나 긴장을 풀고 있을 때 우위가 되는 '부교감 신경'으로 나뉩니다. 예를 들면 교감 신경은 액셀, 부교감 신경은 브레이크의 역할을 합니다. 이 2개의 신경은 항상 균형을 유지하면서 작용하기 때문에 자율 신경이 흐트러지면 심신 모두에 여러 가지 증상을 일으킵니다.

부교감 신경을 우위로 두어 배변을 조절한다

장의 연동 운동은 교감 신경이 우위일 때는 정체되고, 부교감 신경이 우위일 때는 활발해지므로 스트레스 등으로 교감 신경이 우위가 되면 장의 연동 운동이 저하되어 변비나 설사 등 배변 장애 증상이 나타납니다. 게다가 뇌 다음으로 많은 신경세포가 모여 있어 '제2의 뇌'라고도 불리는 장은 뇌와의 관계도 밀접합니다. 이는 '뇌와 장의 상호작용(brain-gut interaction)'으로, 장의 문제는 뇌에 반영되고, 뇌에서 받은 스트레스는 장의 문제로 이어지는 식의 관계입니다. 따라서 변비나 설사, 배설에 문제가 발생하면 장내 환경을 개선하고, 동시에 부교감 신경을 우위로 두어 자율 신경의 균형을 조절해 주는 것이 효과적입니다.

【부교감 신경에 스위치를 넣는 요령】

부교감 신경을 우위로 만들어 소화와 배설 능력을 높여 보세요!

요령 ❶

생활 환경을 개선한다

자신의 주위 환경을 조금만 바꾸어도 스트레스가 확 줄어드는 것처럼, 일이나 인간관계 등의 큰 스트레스도 작은 변화로 바꿀 수 있습니다. 생활 환경을 개선하여 스트레스를 줄이고 부교감 신경을 우위로 만들어 보세요.

요령 ❷

심호흡한다

자율 신경이 지배하는 호흡은 숨을 들이마실 때는 교감 신경, 내쉴 때는 부교감 신경에 지배됩니다. 심호흡(깊은 숨)을 할 때는 코로 숨을 들이마시고 입으로 천천히 시간을 들여서 숨을 내쉬면 부교감 신경이 우위가 됩니다.

요령 ❸

긴장을 푼다

부교감 신경은 긴장을 풀고 편안한 상황에서 활성화되는 신경이므로, 심신이 모두 편안하면 더 우위가 됩니다. 양질의 수면을 취하거나, 명상을 하거나, 운동으로 몸을 움직이는 등 좋아하는 것을 함으로써 긴장이 풀리면서 동시에 스스로 편안해질 수 있는 것을 찾아보세요.

요령 ❹

몸을 따뜻하게 한다

스트레스와 긴장은 교감 신경을 우위로 만들어, 혈관을 수축시키고 그에 따라 몸이 차가워지면서 결림과 통증의 원인이 됩니다. 반대로 편안한 상태가 되어 부교감 신경이 우위가 되면, 혈관이 확장되고 내장도 활발하게 움직이므로 몸이 따뜻해지고 심신의 결림과 긴장이 풀어집니다.

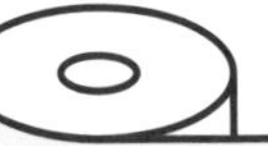

호흡을 잘하면 배도 마음도 개운해진다

심호흡해서 부교감 신경을 우위로

부교감 신경을 우위로 만들어 배변을 좋게 하는 방법으로는 '심호흡'이 간편하고 효과적입니다. 호흡은 자율 신경이 조절하는 생명 유지 기능 중에서 유일하게 자신의 의지대로 조절할 수 있는 기능입니다. 숨을 들이마실 때는 교감 신경, 내쉴 때는 부교감 신경에 지배되므로, 들이마실 때보다 의식적으로 천천히 내쉬면 부교감 신경이 우위가 되어 소화가 촉진됩니다.

또 깊이 호흡하면 횡격막이 위아래로 크게 움직이기 때문에, 장이 자극을 받아 연동 운동이 활발해집니다. 심호흡으로 부교감 신경을 우위로 만들어 심신을 모두 편안하게 만들어 보세요.

변을 만드는 대장을 의식하면서 심호흡

숨을 깊이 들이마시고 천천히 내쉬는 '복식 호흡'을 해도 부교감 신경을 우위에 둘 수 있는데, P.148~149에서 소개하는 '통하는 호흡'을 하면 더욱 효과적으로 변비를 개선할 수 있습니다. '통하는 호흡'에서는 변이 만들어지는 '대장'을 의식하고 배에 감사의 마음을 전하면서 '한 부위, 한 호흡'으로 손을 이동해 나갑니다. 배변의 골든 타임인 아침 5~7시 사이에 하면 더 효과적입니다.

이 '통하는 호흡'의 '통하는'이라는 말에는 '변'이 통한다는 뜻과, 자신의 몸과 대화함에 따라 몸과 마음이 '통한다'라는 두 가지 의미가 있습니다.

【대장의 구조 복습】

대변을 제조하는 장소인 대장의 위치를 생각하면서
'통하는 호흡'을 해 보세요.

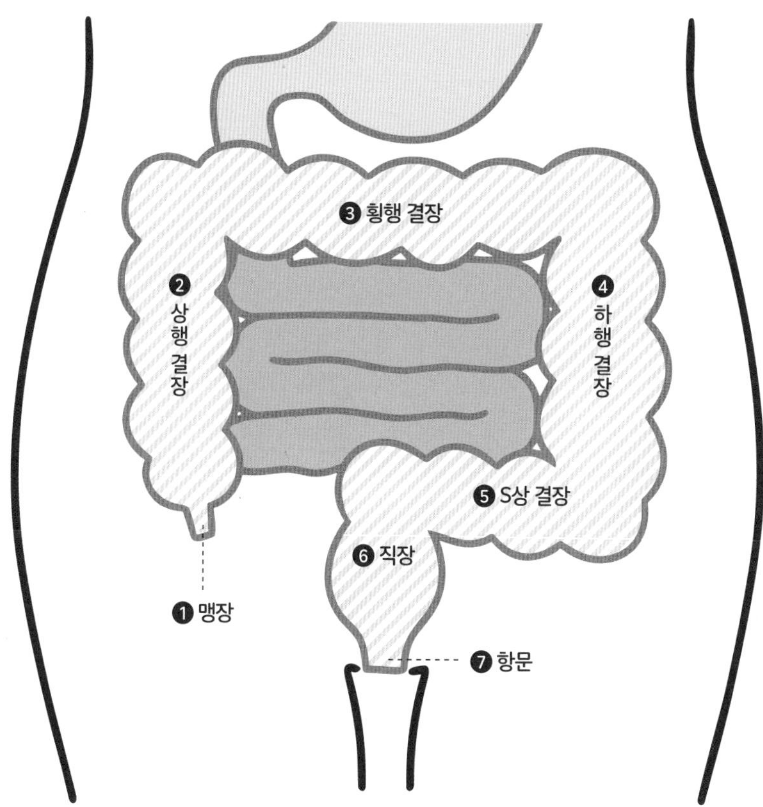

대장은 그림의 왼쪽 하복부부터 차례로
❶ 맹장 → ❷ 상행 결장 → ❸ 횡행 결장 → ❹ 하행 결장 → ❺ S상 결장 → ❻ 직장 → ❼ 항문
이렇게 7개의 부위로 나눌 수 있습니다.

'통하는 호흡'을 하는 방법

마이 브레스식 호흡법을 고안한 일본 마이 브레스(My Breath) 협회 대표이사 구라하시 다쓰야 씨가 개발한 호흡법입니다. 변비 해소를 위해 '통하는 호흡'을 배워 시원하게 배변해 보세요.

① 대장에 의식을 집중하면서 맹장 위치에 손을 올린다

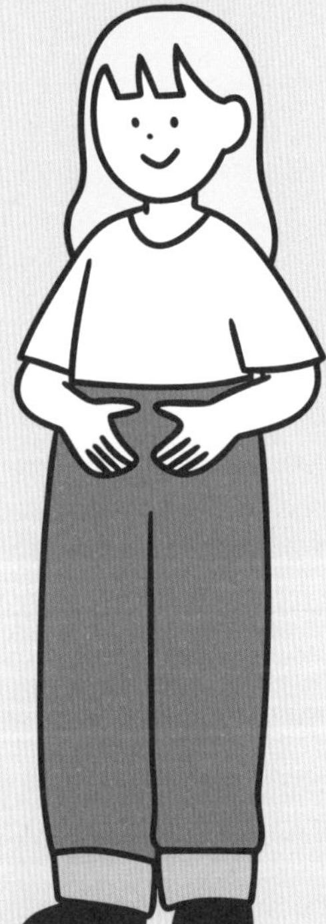

몸의 오른쪽, 배꼽과 허리뼈를 연결한 선의 바깥쪽 3분의 1 부근에 있는 맹장을 양손으로 감싸듯이 하면서 그 위에 손을 올린다.

② 천천히 '후~' 하고 숨을 내쉰다. 다 내쉬면 숨을 멈춘다

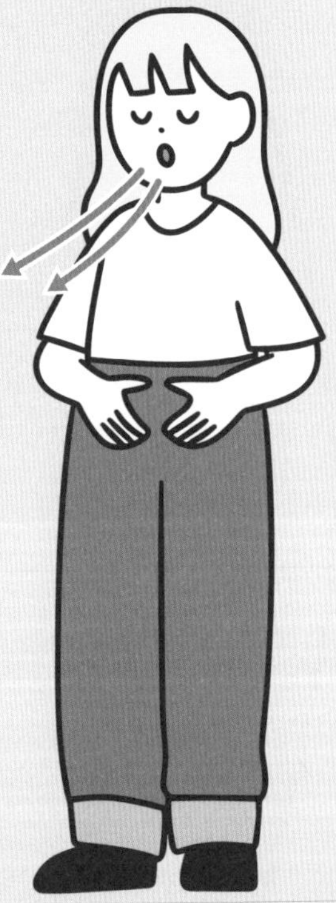

천천히 숨을 내쉰다. 숨을 전부 내쉬고 힘들지 않을 정도가 되면 숨을 멈춘다.

③
몸의 힘을 빼고
숨을 들이마신다

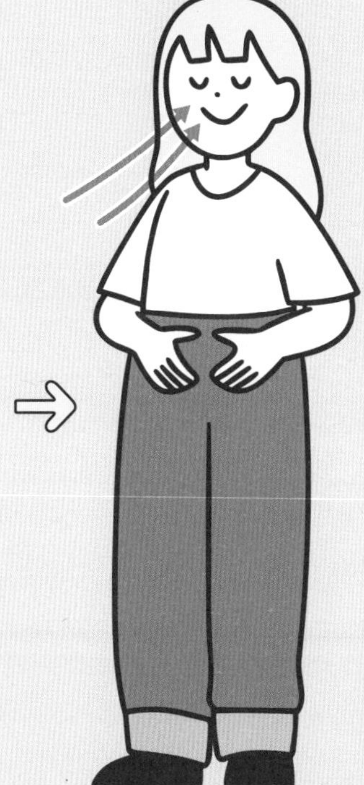

의식해서 숨을 들이마시지 않아도 힘을 빼기만 해도 자연스럽게 공기가 몸 안으로 들어온다. 몸을 공기로 채운다.

④
대장의 각 부위에 손을 올리면서
②~③을 반복한다

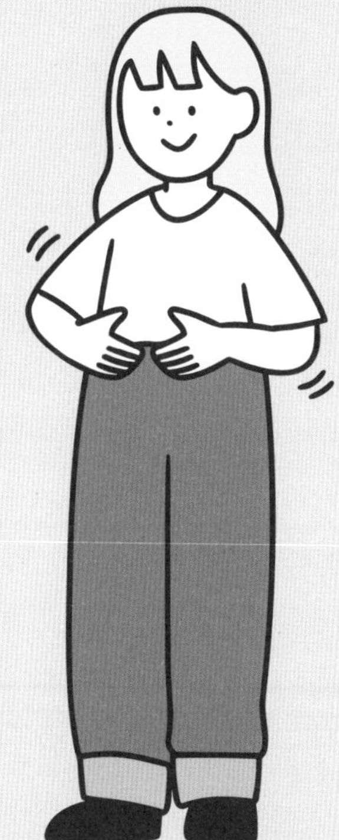

다음 부위로 옮겨 ②~③을 반복한다. 대변의 흐름을 찾아가듯이 조금씩 손을 이동시켜 직장까지 이동하면 종료한다.

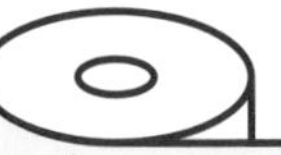

너무 열심히 하고 너무 무리한 결과

약성 변비 급증의 근본적인 원인

변비는 약물의 부작용이 원인이 되는 경우도 많은데, 이런 변비를 '약제성 변비'라고도 합니다. 최근에는 정신안정제나 항우울제 등 정신과나 심료내과(마음을 치료하는 내과라는 뜻으로, 정신과와 내과가 결합된 진료 과목)에서 처방받은 약이 원인이 되는 경우도 많아졌습니다. 이런 사람들 대부분의 공통점은 '너무 열심히 한다', '너무 무리한다'는 것입니다. 누구든 일이나 공부, 인간관계 등 여러 가지 일로 고민을 안고 살아갑니다. 병에 걸린 것도 단지 몸이 좋지 않아서가 아니라, 너무 열심히 노력한 결과 몸이 망가진 것입니다. 부담을 준 몸에게 '미안해'라고 사과하고 그렇게 열심히 노력한 자신을 먼저 칭찬해 보세요.

'몸에 힘을 빼면' 변비도 개선

어떤 일이든 너무 열심히 하는 사람은 몸이 긴장한 탓에 딱딱해져 있습니다. 긴장을 풀고 몸을 편안하게 하라고 말해 줘도, 애초에 '몸에 힘을 빼는' 방법을 모르는 사람도 많습니다. 심호흡, 운동뿐만 아니라 음악 듣기, 영화 보기 등 어떤 것이라도 상관없으니 나름대로 편안해질 수 있는 방법을 찾아보세요. 긴장을 풀고 몸을 편안하게 하면 마음도 풀립니다. 평소 생활 속에서도 자신의 감정을 억누르지 말고, 싫은 것은 싫다고 하고, 힘들면 힘들다고 말해야 합니다.

너무 많이 참지 않아야 마음도 가벼워지고, 마음이 가벼워지면 배변도 개선됩니다.

【엉덩이의 통증은 마음의 통증】

배변의 통증은 당신이 받아 온 마음의 상처일 수도 있습니다.
너무 무리하지 말고 자신을 소중하게 생각하세요.

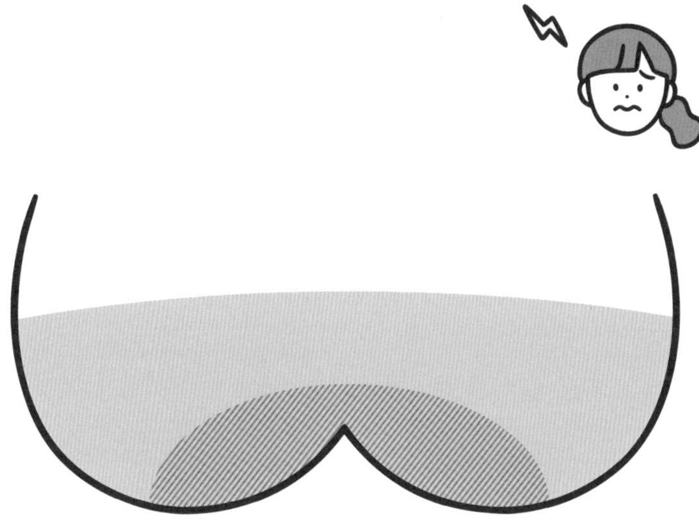

변도 눈물도 감정도 쌓아두지 말고 흘려보내는 것이 중요합니다. 괴로운 생각도 싫은 감정도, 변과 함께 깨끗이 물에 흘려보내세요!

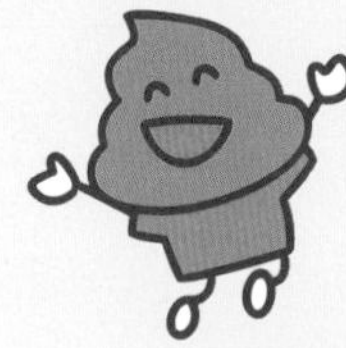

— Check Sheet —

엉덩이가 텅 비어 있는지 확인하는 체크 시트

출구 변비일 경우, 스스로는 시원하게 배변했다고 생각해도,
실제로는 변이 남아 있을지도 몰라 마음이 개운하지 않습니다.
아래 항목에 모두 해당한다면, 당신의 텅 빈 느낌은 진짜라고 할 수 있습니다.
항목 중 하나라도 남아 있다면 좀 더 노력해 보세요.

☐ 변의가 일어나면 즉시 화장실에 간다

출구 변비의 원인은 변의를 참는 것입니다. 변의를 느끼는 즉시 참지 말고 바로 화장실에 가는 것을 습관화하면 출구 변비는 상당히 예방할 수 있습니다.

☐ 화장실에 머무는 시간은 1회 5분 이내

변의를 느끼면 화장실에 가고, 앉아서 준비가 되면 바로 변이 나오는 것이 이상적인 배변입니다. 배변 시간이 1회 5분 이내라면 엉덩이도 깨끗하고 텅 비어 있을 것입니다.

☐ 가볍게 배에 힘을 주기만 해도 변이 스르르 나온다

변이 부드럽게 스르르 다 나왔다면 엉덩이는 비어 있을 확률이 높습니다.

☐ 배변은 1일 1~2회

장내 연동 운동이 활성화되는 '집단 연동'은 하루에 1~2회, 식후에 일어납니다. 따라서 배변도 마찬가지로 하루 1~2회가 기본입니다.

☐ 배변 후 엉덩이를 씻지 않고 닦아도 휴지가 더러워지지 않는다

배변할 때마다 변을 완전히 내보내는 것이 '건강한 항문'의 기본입니다. 변이 완전히 나왔다면 엉덩이를 닦은 휴지에는 묻어나올 것이 없습니다.

☐ 온수 세정 변기는 사용하지 않는다

온수 세정 변기는 사용하지 말고, 배변 후에는 반드시 닦은 휴지를 확인해서 엉덩이의 텅 빈 느낌이 진짜인지 확인합니다.

☐ 변 때문에 속옷이 더러워지는 일은 없다

엉덩이가 비어 있으면 온수 세정 변기를 사용할 필요가 없고, 또 속옷이 더러워질 일이 없습니다.

☐ 방귀가 나와도 냄새가 잘 나지 않는다

방귀 성분의 약 70%는 식사할 때를 비롯해서 입으로 삼킨 공기이므로 본래 냄새는 거의 없습니다. 장내 환경이 정비되어 있고 엉덩이가 비어 있으면 방귀 냄새는 거의 나지 않습니다.

☐ 항문이 찢어지거나 변에 피가 섞여 나오는 경우가 없다

'항문에 문제가 없다=엉덩이가 텅 비어 있다'고 단언할 수는 없지만, 잔변이 없다면 딱딱해진 변이 항문에 상처를 입히는 일은 없습니다.

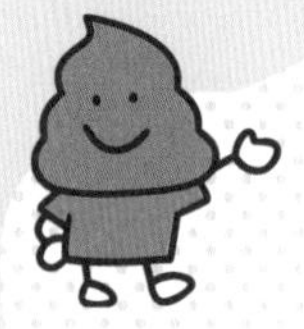

변비가 치료되면 좋은 일이 많이 일어난다

항문에 문제가 없어지니 이렇게 좋은 일이!
환자를 통해 알게 된 기쁜 증례나 사례 일부를 소개합니다.

1 우울증이 나았어요!

외래로 오는 환자 중에는 공황장애, 우울증, 불안 신경증, 후각관계 증후군, 과민성 장 증후군 등 마음의 병을 안고 심료내과나 정신과 등에 통원하며 치료를 받는 사람도 꽤 있습니다. 항우울제나 정신안정제 등을 처방받고 있는 경우도 많은데, 약의 부작용으로 변비에 걸릴 수도 있고, 반대로 변비 때문에 우울증에 걸릴 수도 있습니다. 변비와 우울증은 밀접한 관련이 있다고 생각합니다. 왜냐하면 변비를 고쳤더니 '우울증 증상이 좋아졌다', '약이 필요 없게 되었다'는 사례를 많이 보았기 때문입니다. 변비는 변이 막힌 상태지만 막히는 것은 대변만이 아닙니다. 기의 흐름을 나쁘게 해서 감정도 정체시켜 버립니다.

2 이제 짜증을 내거나, 초조해하지 않아요

5~6년 전부터 항문 열창이 반복되면서, 지역 항문과에 진료를 받아 오던 20대 여성이 있었습니다. 진찰 결과는 작은 '피부 꼬리'가 많이 있고, 안쪽에는 항문 용종과 작은 치핵, 잔변도 많이 있는 상태였습니다. '배변을 잘하려고 운동도 하고, 식사도 신경 쓰는데 왜 가족 중에서 나만 이런 걸까'라며 우울해했습니다. 하지만 증상이 좋아지면서 짜증이 없어지고, 자신의 엉덩이에 짜증이 났던 것이 '내가 잘못했구나'라는 반성과 애정으로 바뀌었다고 합니다. 마지막에는 '엉덩이가 사랑스럽게 느껴졌다'는 감동적인 말도 했습니다. '치질이라고 해서 너무 걱정하지 않아도 되는구나'라는 걸 실감했다고 합니다.

3 피부가 좋아지고 기미가 없어졌어요

잔변이 남아 있으면 대변 속의 성분이 직장으로 재흡수되어 혈액 속으로 돌아가기 때문에 여드름이 나거나 피부가 칙칙해지는 등 전반적으로 피부 트러블이 일어나기 쉽습니다. '출구 변비에 피부 미인 없다!'라는 뜻입니다.

기본적으로 새 환자에게는 2주 후 진료받을 때까지 금주하도록 주문합니다. 그랬더니 많은 여성 환자로부터 변비와 '치질 상태가 좋아졌을 뿐만 아니라, 피부 상태가 완전히 달라졌다'는 말을 자주 듣습니다. 매일 같이 술을 마시던 사람이 술을 끊으면 피부가 촉촉해지고 맑아집니다. 술을 마시면 몸이 탈수 상태가 되어 변비를 일으키고 피부의 수분량도 줄어들기 때문입니다.

4 머리숱이 많아졌어요

얼마 전에 1년에 한 번 있는 엉덩이 검진을 받으러 온 환자가 재미있는 말을 해 주었습니다. '출구 변비를 치료했더니 놀랍게도 얇은 머리카락이 치료되고 머리숱이 많아졌다'고 합니다. 1년 전에 진료받았을 때는 가발을 쓰고 있었는데, 치료 후 머리카락이 점점 자라나 가발이 필요 없게 되었다고 합니다. 저는 가발을 쓰고 있는 것조차 눈치채지 못했지만, 가발을 쓰지 않은 환자의 머리카락을 보니 윤기가 흐르고 풍성해 보였습니다. 변비와 머리카락의 관계는 알 수 없지만 배변 문제를 치료함으로써 이렇게 큰 변화가 있다니 정말 흐뭇한 소식이었습니다.배변하기 위해 매일 먹던 요구르트를 끊었더니 변비가 개선되었다는 경우가 자주 있다.

5 밤에 푹 잘 수 있게 되었어요

몇 년 전부터 탈항 증상이 있어 배변할 때마다 치핵이 빠져나와 안으로 밀어 넣었는데, 갑자기 통증과 출혈이 있고 배변 후에도 통증이 지속되어 생활에 지장을 초래하게 되었다며 진료를 받으러 온 환자가 있었습니다. "잔변을 모두 배설했더니, 치질 증상이 개선되고 몸 상태까지 좋아졌어요"라고 했습니다. 복부 팽만 증상이 완전히 없어지고 방귀도 자주 나오지 않는 데다 식욕도 생겼다고 합니다. 밤에도 푹 잘 수 있게 되어 몸에 나른한 증상이 없어지고 굉장히 건강해졌다고 기뻐하며 알려 주셨습니다.

6 아랫배가 납작해졌어요

탈항 증상과 속옷이 더러워지는 것이 고민되어 멀리서 진찰받으러 온 20대 여성입니다. 우리 병원이 한 사람 한 사람에게 많은 시간을 할애해 자유롭게 진료한다는 것을 알게 되어 내원했다고 합니다. "좌약을 넣고 배변한 뒤에 선생님에게 '잔변이 없다'는 말을 들었는데, 배변을 시원하게 했다는 것이 이런 거구나, 하고 생각했죠.", "휴지에 변이 묻지 않으면 잔변이 없다는 걸 알았을 때 정말 기뻤어요."라고 말해 주셨습니다. 또 두 번째 진료에서는 '아랫배에 불룩한 느낌이 없어져서 하반신이 개운해졌다'라는 말도 했습니다. 이런 과정을 거쳐 가는 환자가 많습니다.

7 입 냄새가 없어졌어요

입 냄새의 원인은 여러 가지가 있습니다. 위가 안 좋아도 냄새가 나고, 양치질을 제대로 하지 않아도 냄새가 나기도 합니다. 그런데 변비가 있어도 입 냄새가 난다는 것을 우리 병원 외래에 온 환자를 통해 검증했습니다. '변비를 고쳤더니 입 냄새가 없어졌다'고 알려 주는 사람이 많습니다. 위가 좋지 않아서 냄새가 난다고 생각했는데 알고 보니 출구 변비가 원인이었던 겁니다. 직장은 뭐든지 다 흡수하는데, 인돌, 스카톨 등의 냄새 성분도 재흡수되기 때문에 변이 남아 있거나 쌓여 있으면 입 냄새의 원인이 됩니다. 위도 나쁘지 않고 구강 환경도 좋은데 입 냄새가 있는 사람은 어쩌면 출구에 잔변이 있을지도 모릅니다.

8 방광염이 나았어요

대변을 참으면 변비가 되고, 오줌을 참으면 방광염이 됩니다. 간호사나 의사는 변비나 방광염에 걸리는 경우가 많은데, 화장실에 가지 않거나 갈 수 없는 상황 때문입니다. 또 너무 많이 씻어서 생기는 문제는 항문에만 국한된 게 아닙니다. 질염이나 방광염이 생기기도 합니다. '비데를 사용하는 사람은 방광염에 반복해서 걸리기 쉽다'라고 어느 비뇨기과 의사가 논문으로 발표하기도 했습니다. 처음에는 면역이 저하되어 있기 때문이라고 생각했지만, 여성의 경우 비데를 사용하는 사람이 많으므로 아무래도 너무 많이 씻는 것이 원인인 것 같습니다. 온수 세정 변기 사용을 중단하면 방광염이 개선되는 경우도 많습니다.

9 빈뇨가 나았어요

항문 열창으로 수술을 권유받은 뒤, 세컨드 오피니언(주치의가 아닌 다른 의사의 진료)을 받은 30대 여성의 사례입니다. 치료 전에는 한밤중에 2~3회나 화장실(소변)에 갔었는데, 지금은 한 번 갈까 말까 할 정도로 안정되었다고 합니다. 생리 전의 두통이나 졸음도 거의 없어져서 깜짝 놀랐다고 합니다. 출구 변비를 치료해서 변을 전부 깨끗하게 배설했더니 빈뇨까지 개선된 것입니다. '야간에 화장실에 가려고 몇 번이나 일어나야 했는데 이제 아침까지 푹 잘 수 있게 되었다'고 합니다. 이런 환자들이 굉장히 많습니다. 항문이나 직장에 잔변이 있으면 방광이 압박받아 쉽게 요의를 느끼게 되고, 방광의 용량이 줄어들어 소변이 조금만 차도 화장실에 가고 싶어집니다. 만약 소변이 마려워 화장실에 가려고 몇 번이나 잠에서 깨는 증상이 있다면 출구 변비를 의심해 보세요.

10 생리통이 없어졌어요

항문 열창과 변비로 인한 배의 이상 증상으로 고민이라 진료를 받은 여성입니다. 30세가 지나면서부터 냉증이 심각해졌다고 합니다. 작년에는 얼굴에 아토피가 생기고 자주 감기에 걸려서 '내 면역력이 약해진 건 아닐까'라고 생각해 식사와 생활 습관에 신경을 썼지만, 냉증과 변비 증상이 전혀 낫지 않았다고 합니다. 그런데 변비가 치료되자 어깨와 턱에 나 있던 뾰루지가 2~3일 만에 사라지고, 이후에도 나오지 않았습니다. 게다가 "생리할 때의 둔통이 가벼워진 것 같아요."라고 했습니다. 무엇이 어떻게 영향을 주었는지 모르겠지만, 출구 변비를 치료했더니 '생리통이 나아졌다', '생리가 제대로 나오게 되었다'는 여성도 꽤 있습니다. 변비가 다양한 면으로 영향을 준다는 사실에 환자와 함께 놀라는 경우도 자주 있습니다.

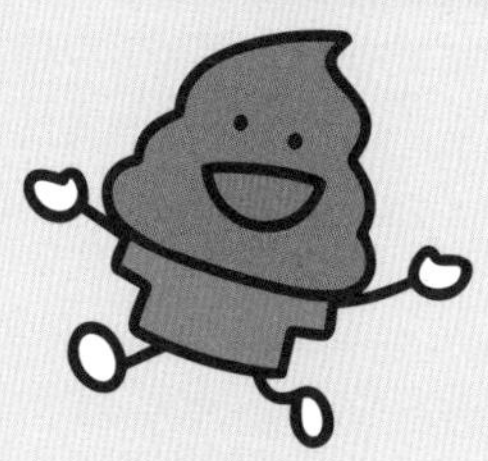

맺음말

전직 피부과 의사라는 독특한 경력을 가진 항문과 의사

저는 원래 피부과 의사였습니다. 의사가 된 후 4년 동안은 피부과 의사로 임상 경험을 쌓았습니다.

항문과 의사가 된 것은 남편의 병원 일을 도와주던 것이 계기가 되었습니다.

시아버지(선대 원장)가 진료 도중 지주막하 출혈로 쓰러져 갑자기 돌아가신 후 병원은 힘든 상황이 되었습니다.

1912년에 창립한 우리 병원은 일본에서 오랜 역사를 가진 항문 전문 병원으로, 전국에서 많은 환자가 방문하고 있었습니다.

그런데 원장의 죽음을 계기로 병원은 아주 어려워졌습니다.

처음에는 도와준다는 생각이었지만, 여의사가 있다는 것을 알게 되자 환자들이 '여의사에게 진료받고 싶다'는 요청이 늘어났습니다. 그래서 전문의 밑에서 항문 진료를 처음부터 배우며 진료를 하게 되었습니다.

제가 항문과 의사로 전향한 것은 1998년입니다. 당시에는 여성 항문과 의사가 전국에 저를 포함해서 단 8명에 불과했습니다.

병원이 안정을 찾으면 피부과로 돌아가려고 생각했는데, 환자와 직원들로부터 "선생님, 그만두지 마세요!"라는 말을 많이 해 주셔서 저의 장래에 대해 다시 생각하게 되었습니다.

피부과는 하고 싶어 하는 여의사들이 많이 있습니다.

하지만 항문과는 다릅니다.

더럽고, 냄새나고, 힘들고, 보기 흉한 힘든 종류의 일입니다.

여의사가 하기 싫어하는 영역이죠.

'그렇다면 내가 하겠어.'

그렇게 생각하고 피부과 의사를 깨끗이 단념하고 항문과 의사로 전향했습니다.

사실은, 피부과 진료보다 항문과 진료가 더 재미있어서 저 스스로가 푹 빠져버린 실정입니다.

이후로 항문과 의사로 살아왔지만, 피부과 의사로서의 경험이 항문과 진료에는 사실상 큰 도움이 되었습니다.

항문 주위의 피부 질환은, 항문과와 피부과를 모두 알고 있는 저만이 말할 수 있는 영역이므로 항문 영역뿐만 아니라 피부과 영역에서도 많은 강연을 진행해 왔습니다.

앞으로도 피부과 출신이라는 독특한 경력을 가진 항문과 의사로서 기여하고 싶습니다.

변비 치료는 평생 계속되는 것일까?

출구 변비 치료는 매일 개운하게 변을 배설해서 둔해진 항문의 감각을 되찾을 수 있게 되면 치료가 종료됩니다.

그런데 도대체 얼마나 지나야 감각이 돌아올까요?

그것은 **변을 쌓으면서 살아온 햇수만큼 걸린다**고 생각하면 됩니다.

예를 들면 10년 동안 변을 쌓으면서 살아왔다면 10년이 걸립니다.

실제로는 더 빨리 낫는 사람도 있고, 더 오래 걸리는 사람도 있습니다.

출구 변비를 치료하는 것은 배설 기능을 회복하기 위해 재활 훈련을 하는 것과 같습니다.

이 책을 통해 변비를 치료하려는 독자 여러분도 부디 인내심을 가지고 계속 노력해 주기를 바랍니다.

가족들 앞에서 떳떳하게 방귀를 뀌자

치질이 되어 우리 병원 외래에 오는 여성 환자들은 부끄러워하는 경우가 많습니다.

환자들은 변도 참고 있지만 방귀도 참고 있습니다.

배변은 아침에 남편을 배웅한 뒤에 하고, 남편 앞에서는 방귀도 뀌어본 적이 없다는 놀라운 사람들의 엉덩이는 대부분 비참한 상태였습니다.

수술이 필요할 정도로 치질을 심각하게 키운 후에야 진료받기 위해 병원으로 옵니다.

게다가 남편이나 가족들 몰래 오는 경우가 적지 않습니다.

그런 경우 퇴원하면 대변과 방귀를 참는 생활로 돌아가므로 틀림없이 몇 년 후 다시 치질에 걸립니다.

그러니 적어도 가족들 앞에서는 당당하게 방귀를 뀌었으면 합니다.

가족이기 때문에 부끄러운 모습을 보여줄 수 있고, **'똥'이나 '방귀'라는 말을 꺼리지 말고 당당하고 밝게 말할 수 있는 가정과 사회가 되었으면 합니다.**

배설은 동물이 살아가는 데 있어 꼭 필요한 행위입니다.

부끄러워하지 말고 당당해지기를 바랍니다.

항문은 행복으로 이어지는 문, 바로 '행복의 문'

치질이나 변비로 진료를 받는 환자 중에는 심료내과에서 항우울제나 향정신성 의 약품을 복용하는 사람이 적지 않습니다.

약물 부작용으로 변비에 걸려 치질을 앓는 사람도 많습니다.

또 과민성 대장 증후군으로 진단받고 약물요법으로 치료하고 있지만 전혀 개선되지 않아, 제 블로그를 읽고 '혹시 출구 변비는 아닐까?' 하는 의심으로 오는 환자도 많이 진료해 왔습니다.

항문의 문제는 수치심과 함께 환자의 마음에 큰 그림자를 드리웁니다.

배설물에 대한 고민이 우울증을 악화시키는 경우도 많이 봤습니다.

또 배설의 고민 탓에 우울증을 앓았다는, 본말이 전도된 경우도 많이 진료해 왔습니다.

그런 사람에게는 우선 불필요한 설사약 투여를 즉시 중지하고 출구 변비 치료를 시작해야 합니다.

빠른 경우에는 단 2주 만에 배변이 개선되어, 변비를 고쳤더니 우울증, 공황장애, 불안 신경증까지 치료했다는 웃지 못할 일이 우리 병원에서 자주 일어나고 있습니다.

동양의학에서 변비는 '기울증'을 일으키므로, 변비에 걸리면 누구나 쉽게 우울해질 수 있습니다.

막혀 있는 것은 변만이 아니라 '기'의 흐름도 마찬가지입니다.

따라서 변비를 치료하면 기분까지 상쾌해지고 우울증이 개선되는 것입니다.

'과장이 아니라 이 병원에 와서 인생이 달라졌어요'라며 눈물을 흘리고 기뻐하며 돌아가는 환자들을 많이 보아 왔습니다.

여러분도 **지금까지 쌓아온 감정을 대변과 함께 씻어내기를 바랍니다.**

변을 제대로 보면 분명히 좋은 일이 있을 것입니다.

'항문'은 바로 행복으로 이어지는 문, '행문(행복의 문)'입니다.

이 책을 읽어주신 분들이 이 책을 통해 '항문'에서 '행문'으로 변하는 행복한 인생을 보낼 수 있기를 진심으로 기원합니다.

항문과 의사 사사키 미노리

지은이

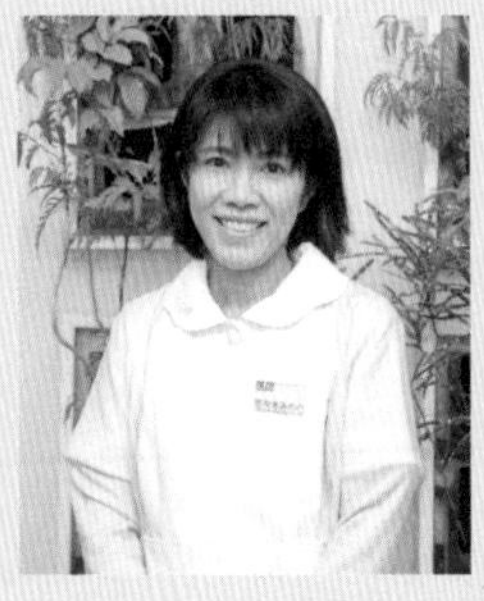

사사키 미노리

1912년 창립한 이래 110년이 넘는 오랜 역사를 가진 오사카 항문과 진료소의 부원장이다.
몇 안 되는 여성 항문과 전문의·지도의이며, 항문과 여의사의 선구자적 존재다. 1994년 오사카 의과대학을 졸업한 후, 오사카대학 피부과학교실에 들어가 4년간 오사카대학 부속 병원, 오테마에 병원, 도쿄 여자 의대 병원 등에서 피부과 의사로 근무한 후, 1998년에 항문과 의사로 전향했다. 같은 해 7월에는 일본 최초로 '여의사가 진료하는 항문과 여성 외래'를 개설했다. '치질=수술'이라고 생각하는 항문 의료업계에서, 치질의 원인이 된 '항문의 변비'를 치료함으로써 '잘라내지 않는 치질 치료'를 실현했다.
의료보험을 적용받지 못하는 진료임에도 홋카이도, 오키나와, 도쿄 등 일본 전국과 해외에서도 환자들이 방문하고 있다.
또 전직 피부과 의사라는 독특한 경력을 가진 항문과 의사로서 같은 업종의 의사를 대상으로 다수의 강연을 하고 있다. 《통증, 가려움, 변비로 고민한다면 엉덩이 씻는 걸 멈추세요》(2020년, 아사 출판사)는 3만 부가 넘는 베스트셀러가 되었다.
방송으로는 <2시 정각!>, <와이드 ABCDE~입니다>, <안녕하세요, 아사히입니다>, <안녕하세요, 진행자 도죠 요조입니다>, <통쾌! 아카시야 테레비>, <세상에서 가장 듣고 싶은 수업> 등의 TV 방송 외 다수의 미디어에 출연했다.
오사카 항문과 진료소 http://www.osakakoumon.com
미노리 선생님의 진찰실(블로그) https://ameblo.jp/drminori/

옮긴이

박유미

소통하는 글로 저자와 독자 사이의 편안한 징검다리가 되고 싶은 번역가이다. 영남대학교 식품영양학과 졸업 후 방송통신대학에서 일본학을 공부하며 번역 에이전시 엔터스코리아 출판기획 및 일본어 전문 번역가로 활동하고 있다. 주요 역서로는 《세계를 읽기 위한 그리스 로마 신화 입문》, 《당질 중독》, 《콜레스테롤을 낮추는 29가지 습관》, 《예스를 이끌어내는 똑똑한 설명법》 등이 있다.